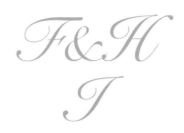

食べ物と健康 I ［食品学総論］

高岡 素子 編著

下橋 淳子　大久保 剛　渡辺 敏郎　小長井 ちづる　郡司 尚子　吉金 優

八千代出版

執筆分担（掲載順）

高岡　素子　　神戸女学院大学人間科学部教授　　　　　　　1章／2章1.／2章2.2)／2章4.

下橋　淳子　　駒沢女子大学人間健康学部教授　　　　　　　2章2.1)／2章2.5)

大久保　剛　　仙台白百合女子大学人間学部准教授　　　　　2章2.3)／4章1.

渡辺　敏郎　　園田学園女子大学人間健康学部教授　　　　　2章2.4)／4章2.

小長井ちづる　十文字学園女子大学人間生活学部准教授　　　2章3.

郡司　尚子　　郡山女子大学家政学部准教授　　　　　　　　3章／5章

吉金　優　　　ノートルダム清心女子大学人間生活学部准教授　4章3.4.

はしがき

　ヒトは食べ物を摂取することにより生命を維持し、活動している。食べ物は単にエネルギー源となるだけではなく、身体の機能を調整したり、心身の健康を支えたり、食べることの愉しみを与えるなど、様々な役割をもっており、私たちの生活の質に与える影響は大変大きい。

　「飽食の時代」と呼ばれる現代において、食べすぎや偏食による生活習慣病が社会問題となり、食料自給率の低下や食の安全性など、食を取り巻く環境は日々大きく変化している。このような中で、心身の健康を維持し、生き生きと暮らすために、食に関する正しい知識を身につけ、食品をあらゆる角度から理解し、さらに健康的な食生活を実践することは大変重要であると考えられる。

　近年の健康ブームの中、人々の食に関する関心は高く、メディアは食に関する様々な情報であふれている。それらの情報には誇大表現や科学的な根拠に乏しい情報も含まれている。不確かな情報に翻弄されることなく、健康的な食生活を送るためには、科学的根拠に基づいた基礎的で論理的な知識が必要である。「食品学」は、その基礎的な知識を構築する学問の1つである。

　将来、栄養士や管理栄養士を目指す人は、より適した食品を対象者に伝えるため食品の特性や食品の機能性に精通していることが要求される。「食品学」の知識は、生化学や基礎栄養学にも関係しており、献立作成や栄養指導などの栄養士としての土台となる重要な学問分野である。

　本書は、管理栄養士国家試験対策に焦点を合わせ、高度な専門知識の充実を図ることを目的として書かれたものである。同時に、管理栄養士を目指す学生だけではなく、その他の分野を専攻する学生にとっても、この教科書を通して食に興味をもち、普段の食生活に役立ててもらうことを意識して作成した。「食べ物」と「健康」の関係を正確に理解することは、誰にとっても必要なことである。「食品学」を学ぶことは、自分自身の身体と心について理解を深めることにもなると考えている。

　最後に、各章を担当してくださった執筆者の方々の熱意に深く感謝を申し上げる。また本書の企画から編集にまでご尽力、ご配慮をいだいた八千代出版の関係者の皆様に心よりお礼申し上げる。

2022 年 3 月

執筆者を代表して　　高岡　素子

目　　次

1 章

人間と食品

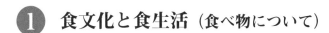 食文化と食生活（食べ物について）

1）食の歴史的変遷

「本棚を見ればその人がどんな人であるか見当がつく」という言葉を聞いたことがある。本棚に並んでいる本を見れば、それらの本を選んだ人の物の見方がある程度想像できるということを意味している。どのような本を読んでいるかは、その人の生き方に少なからず影響すると考えられるからである。

一方、18〜19世紀のフランスの法律家であり、かつ美食家として有名なジャン・アンテルム・ブリア＝サヴァラン[1]氏は、「どんなものを食べているかをいってみたまえ。君がどんな人であるかをいいあててみせよう」という言葉を残している。どんな食べ物が好きで、どんな食習慣をもっているかということは、その人の本質的な部分に深く関係しており、その人の食の好みや食習慣を知ることで、その人がどんな人であるかを推測することは可能なのかもしれない。

私たちの身体は食べ物から得られた様々な成分で成り立ち、食べ物からエネルギーを得て生命活動を維持しており、食べ物は私たちの生活そのものに深く密接に関係している。どんなものを食べているか、いつ、どこで、誰と食べているかは、私たちの健康状態だけではなく、生活スタイル、思考にまで影響すると考えられ、食は私たちの生活や生き方の中心に存在していると考えられる。

フランスの経済学者、思想家、作家でもあるジャック・アタリ[2]氏は、「食は歴史の中核に位置する重要な人間活動であり、人類の幸福の源は、食にある」と述べ、「食には、エネルギーや栄養素を摂取するという以上の役割があり、政治・経済・文化・産業・性・哲学・環境・芸術などあらゆることに関係し、影響を与えてきた歴史がある」と指摘している（アタリ, 2020）。

2）太古の食生活

狩猟や採集によって生活していた太古の人々にとって、食料を調達するための活動は日々の生活でも中心的なことであったに違いない。かつて人類の祖先は、野菜、果物、小動物などを自分で調達して、食料としていた。これらはすべて生の状態で食べられていたと考えられる。やがて火を利用することを知り、人類の食生活は大きく変化した。食べ物を加熱することで食べ物はよりおいしく、消化性が高まり、栄養の吸収率が向上した。消化器官の負担が減ったことにより、脳は以前よりも多くのエネルギーを得ることができ、脳の容積が大きくなり、知能が発達したと考えられる。さらに食べ物を加熱することで、ヒトに有害な微生物などを殺菌できるようになり、食の安全性が

---

1 ジャン・アンテルム・ブリア＝サヴァラン（Jean Anthelme Brillat-Savarin）：フランスの法律家、政治家であり、美食批評家でもある。『Physiologie du goût』（『味覚の生理学』）の著者として知られている。
2 ジャック・アタリ（Jacques Attali）：フランスの経済学者、思想家、作家、政治顧問。これまで小説や歴史、政治、経済、文化、科学の観点からのエッセイなど50冊以上の本を出版している。欧州最高峰の知性と称されている。

高まった。これらのことから、火を使った調理の出現は、われわれ祖先の栄養状態や知能、生活スタイルに急激な変化をもたらした。

　最新の研究では、私たちの祖先であるホモ・サピエンス[3]（種ヒト）は20万年前（別の説では30万年前）に出現し、6万年前に世界中へとその行動範囲を広げ始めたといわれている。その後、ホモ・サピエンスの数は徐々に増加し、そのことによって食料が不足し始めた。それまでは、狩猟や採集に頼る不安定な食生活を送らなければなかったが、人類はより安定した食料供給のために家畜を飼い、植物の栽培を始めた。自然の産物だけに頼る不安定な生活から、自分たちで食べ物を生産する安定した食生活に変化し、そのために一定の場所で生活する定住化に移行した。食料の入手が安定したことで、人々は集まって暮らし始め、ある程度決まった時間に食事をするようになり、規則正しい食生活が広まった。自分たちで食べ物を生産し、火を使って調理し、決まった時刻に集まって食事をする、現在に近い食生活スタイルへと移行していった。

　このように、われわれ祖先はその時の食べ物の状況に応じて、彼らの生活スタイルを適宜変化させていった。人類の食生活の変遷を振り返ってみると、食べ物が人類の生活において中心的な役割を担っていることが伺える。

3）日本人の食生活の変化—戦後から現代まで

　かつての日本人の食生活の基本は穀類、大豆、野菜、魚とされ、主にこれらの食材を用いる伝統的な食生活は開国した明治時代に西洋文化が導入されても基本的には継続されていた。しかし、第二次世界大戦が終わった1945年ごろから、日本人の食生活は大きく変化した。1955年ごろから始まる高度経済成長は、各家庭に冷蔵庫や炊飯器などの家電製品の普及を促し、それに伴い家庭での調理方法が簡便化され、調理時間は短縮された。さらに食品加工技術や流通技術の進歩により、手軽に食べられる様々なインスタント食品が販売されるようになり、食事にかける時間は短縮、簡便化された。このような背景に伴い、伝統的な植物性食品と魚を中心とした伝統的な食生活に代わり、肉や牛乳などの動物性食品と油脂を使った食事が増加し、米の消費量が減少、それに代わってパンの普及が拡大し、いわゆる食の欧米化[4]が急激に推し進められた。

　現在では、ファーストフード産業は年々拡大し、また中食といわれる加工済み食品は、都市生活者のニーズにマッチして消費量を伸ばしている。このようにして、単に食事メニューの欧米化だけでなく、利便性の追求、効率化が進んだために、現代の私たちの食生活はかつての伝統的な日本の食生活とは大きく異なるものと変化していった。

② 食生活と健康

　ヒトは人生80年、1日3回食事を摂るとして、生涯で8万回以上の食事を摂ることになる。「医食同源」とは、「病気をなおすのも食事をするのも、生命を養い健康を保つためで、その本質は同じだということ」とされている（広辞苑）。古くから中国にある「薬食同源」の考えをもとにした造語

---

3 ホモ・サピエンス：ラテン語で知恵ある人、賢い人を意味し、一般に動物分類学上の学名としての現生人類を指す。18世紀中ごろ、スウェーデンの生物学者 C・リンネは、生物の体系的分類を行うにあたり、この語をもって人間を表す学名とした。
4 食の欧米化：これまでは米や魚や野菜を中心としていた日本の伝統的な食事が、欧米で食べられているようなハンバーガーなどの動物性食品が中心となりエネルギーの摂取量が高い食生活に変化したこと。

であるが、食べ物が健康に深く関わっているということを表現した言葉であり、食べ物に関する科学的で正しい知識を身につけておけば、健康を維持し、疾患を予防し、健やかな生活を送ることに役立つことを示している。

　食べ物は「生命」を支える源であり、食べ物は私たちの健康の根幹を握っている。単にエネルギー源として食べ物を食べるのではなく、食べ物について科学的根拠に基づく正しい知識を身につけ、食品のバランスを考え、おいしくかつ健康維持や増進に有益な食材を積極的に摂取することは、健康に生きるための要因の1つである。

1）飢餓問題

　国際連合食糧農業機関（FAO）[5] の調査によると、世界では約8億人もの人々が慢性的な飢餓を抱えて暮らしていることが報告されている。これは9人に1人の割合であり、南米およびアフリカのほとんどの地域で飢餓の状況は悪化している。世界中が抱えている飢餓と栄養不良をなくすことは、私たちの時代に課せられた大きな課題の1つである。飢餓状態を作り出している主要因として、作物生育期に影響を及ぼす気候変動や、干ばつや洪水等の極端な気象現象によって起こる食料不足が指摘されている。

　日本においても、「やせ願望」やダイエット指向から、偏った食生活を送ったり、極端なダイエットを繰り返す若い女性は少なくない。若い女性の「やせ」は鉄欠乏などの多くの健康問題のリスクを高めるといわれている。

2）肥満問題

　世界の成人の8人に1人以上が肥満とされ、肥満問題は北米で最も顕著であり、以前は見られなかったが近年ではアフリカやアジアでも肥満者の割合は上昇傾向にあり、世界的にも肥満は深刻な社会問題として取り上げられている。肥満は内臓脂肪蓄積を招き、血圧や血糖、血清脂質の異常を引き起こすメタボリックシンドローム[6] と密接な関係を有していることから、健康維持と疾患予防において、肥満予防は重要な位置づけをもつ。

　日本でも、24時間営業している店舗が登場し、好きなものを好きな時に好きなだけ食べることができるような環境が整い、「飽食の時代」が到来している。さらに脂質過多の食生活の欧米化や慢性的な運動不足から、日本でも肥満者人口は急激に増加し、とりわけ中年男性で顕著である。

3）食生活と疾患

　食生活の乱れは生活習慣病[7] やメタボリックシンドロームの発症に大きく影響する。日本における死亡原因の多くは生活習慣病に起因し、また日本の40〜74歳の男性の2人に1人はメタボリックシンドロームあるいはその予備軍とされ、メタボリックシンドロームや生活習慣病防止のためにも、

---

5 国際連合食糧農業機関（FAO：Food and Agriculture Organization of the United Nations）：国連システムの中にあって、食料の安全保障と栄養、作物や家畜、漁業と水産養殖を含む農業、農村開発を進める先導機関である。
6 メタボリックシンドローム：心血管疾患予防を目的として定義された疾患概念であり、内臓脂肪の蓄積によりインスリン抵抗性（耐糖能異常）、動脈硬化惹起性リポタンパク異常、血圧高値を合併する病態である。日本におけるメタボリックシンドロームの診断基準は内臓脂肪の蓄積があり、かつ血圧、血糖、血清脂質のうち2つ以上が定められた基準値から外れている状態と定められている。
7 生活習慣病：「食習慣、運動習慣、休養、喫煙、飲酒等の生活習慣が、その発症・進行に関与する疾患群」と定義することが適切であると考えられる。糖尿病や高血圧症、脂質異常症、肥満症、歯周病、大腸がんといった様々な病気がこれに該当する。

食べ物に対する正しい知識をベースにした食生活の見直しが不可欠である。

❸ 食料と環境問題

1）食料自給率

　国内の食料全体の供給に対する食料の国内生産の割合を示す指標で、その国で消費される食料のうち国産品が占める割合を示している。総合食料自給率は、熱量で換算するカロリーベースと金額で換算する生産額ベースがある。カロリーベース総合食料自給率は、基礎的な栄養価であるエネルギー（カロリー）に着目して、国民に供給される熱量（総供給熱量）に対する国内生産の割合を示す指標であり、生産額ベース総合食料自給率は、経済的価値に着目して、国民に供給される食料の生産額（食料の国内消費仕向額）に対する国内生産の割合を示す指標である。

　日本の現在の食料自給率は、長期的に低下傾向で推移しており、カロリーベース総合食料自給率については 37 ％程度と低い（2020 年）。低下してきた理由として、自給率の高い米の消費が減少し、飼料や原料を海外に依存している畜産物や油脂類の消費量が増加したことなどの食生活の変化が大きく影響している。日本では今後カロリーベース総合食料自給率を 45 ％まで上げることを目標として掲げられている。

2）食品ロス

　「食品ロス」とは、本来食べられるのに捨てられてしまう食品を指す。日本をはじめ、多くの先進国では食べ物が手軽に手に入るような環境が整ったが、その一方で売れ残った商品が大量に廃棄処分されている。日本において、まだ食べられるのに廃棄される食品は、世界中で飢餓に苦しむ人々に向けた世界の食料援助量を上回っていることが示されており、食べ物が不足して飢餓に苦しんでいる人がいる一方で、まだ食べられる食品が廃棄処分されているという現状が見られる。

　食品ロスを減らすために消費者は何をするべきなのか。その対策としては、必要以上に買わない、食べられる量だけ注文する、陳列されている手前のものから購入するなど、食品ロスを減らす努力が必要とされている。1 人ひとりの消費者が食品ロスに対する認識をより高めて、自分の消費行動に気を配ることは、食品ロス問題を解決する一歩となりうる。また、食品メーカーでは賞味期限を延ばすような技術の開発、小売店では精度の高い需要予測により的確な在庫管理を行うなど、食品ロスの低減に取り組んでいる。

　近年では、食品の品質や衛生状態には問題ないが、通常の販売が困難な食品・食材を、NPO 等が食品メーカーから引き取って、福祉施設等へ無償提供するボランティア活動であるフードバンク活動[8] が日本でも広がりを見せている。フードバンク活動は食品ロス削減に貢献するとともに、貧困対策に対する解決にもつなげることができ、今後のフードバンク活動に期待が寄せられている。

❹ 食品の安全性

　日本では、食品安全基本法が制定（2003 年）され、「食品の安全性の確保は、このために必要な措置が国民の健康の保護が最も重要であるという基本的認識の下に講じられることにより、行われな

---

[8] フードバンク活動：包装の印字ミスや賞味期限が近いなど、食品の品質には問題ないが、通常の販売が困難な食品・食材を、NPO 等が食品メーカーから引き取って、福祉施設等へ無償提供するボランティア活動。子ども食堂や生活困窮者等へ食品を届けている団体もある。

ければならない」という基本理念が明らかにされている。科学的な評価に基づき、関係府省庁が連携し食品のリスクに関する情報および意見の相互交換をしながら、食品の生産現場から消費者の手に渡るまでの各段階において、食品の安全性の確保のための取り組みが推進されている。

1）食品添加物

食品衛生法第 4 条において食品添加物とは、「食品の製造の過程において又は食品の加工若しくは保存の目的で、食品に添加、混和、浸潤その他の方法によって使用するもの」と定義されている。食品添加物は、天然物由来物質、化学的合成品、国産品、輸入品すべてにおいて厚生労働大臣が指定したものだけに使用が許可され、現在 1500 品目以上が許可されている。

食品添加物の役割は、食品の風味や外観をよくする（甘味料、着色料、香料など）、食品の保存性を高める（保存料、酸化防止剤など）、食品の栄養成分を強化する（栄養強化剤）などがあげられる。食品添加物の用途名と使用目的を表 1-1 に示した。古くから「豆腐」に使用されている「にがり」をはじめ、「アイスクリーム」に使用されている「乳化剤」や「香料」等も食品添加物の一種である。

日本で使用が認められている食品添加物は、指定添加物、既存添加物、天然香料、一般飲食物添加物に分類される（表 1-2）。使用されているすべての食品添加物について「物質名」（名称別名、簡略名、類別名も可）として食品に表示され、食品表示法に基づき、原材料のうち、どれが食品添加物なのかをより明確に示すため、原材料と添加物は記号「／」や改行することでわかりやすく区分され

表 1-1　食品添加物の名称と使用目的

名称	目的
甘味料	食品に甘味を与える
保存料	カビや細菌の発育を抑制し、食品の保存性を高める
着色料	食品を着色し色調をよくする
酸化防止剤	油脂などの酸化を防ぎ、保存性を高める
増粘剤、安定剤、ゲル化剤	食品になめらかさや粘りを与え、安定性を高める
発色剤	ハム・ソーセージなどの色調を改善する
漂白剤	食品を漂白し、白く改善する
防カビ剤	輸入かんきつ類のカビの発生を抑制する

表 1-2　食品添加物の種類と例

添加物の種類	概要	例
指定添加物	安全性を評価したうえで、厚生労働大臣が指定したもの	L-アスコルビン酸、クエン酸、キシリトールなど
既存添加物	1995 年の法改正の際に、わが国においてすでに使用され、長い食経験があるものについて、例外的に指定を受けることなく使用・販売などが認められたもの	クチナシ色素、タンニン、α-アミラーゼ、キトサンなど
天然香料	動植物から得られる天然の物質で、食品に香りをつける目的で使用されるもの	バニラ香料、カニ香料、キュウリ香料、ショウガ香料など
一般飲食物添加物	一般に飲食に供されているもので添加物として使用されるもの	ラズベリー果汁、レモン果汁、小麦粉、ゼラチン、茶など

出典）厚生省の取り組みを参照
　　　https://www.mhlw.go.jp/content/000798511.pdf

ている。使用が認められた食品添加物についても、1人あたりの摂取量を調査するなど、厚生労働省は食品添加物の継続的な安全確保に努めている。

2）遺伝子組換え食品

遺伝子組換え（組換えDNA技術応用）食品とは、他の生物から有用な性質をもつ遺伝子を取り出し、その性質をもたせたい植物などに遺伝子を組み込む技術（遺伝子組換え技術）を利用して作られた食品を指す。現在、日本で流通している遺伝子組換え食品には、①遺伝子組換え農作物とそれから作られた食品、②遺伝子組換え微生物を利用して作られた食品添加物がある。

厚生労働省は、2001年4月から遺伝子組換え食品の安全性審査を食品衛生法上の義務としている。組換えDNA技術応用食品・食品添加物の安全性を確保するために、遺伝子組換え食品等を輸入・販売する際には、必ず安全性審査を受けることが義務づけられている。安全性審査で問題がない場合にのみ、遺伝子組換え食品等を製造・輸入・販売ことが許可されている。

これまで厚生労働省によって安全性審査を経たものは、トウモロコシ、ナタネ、ジャガイモなどの農作物8作物と、キモシン、α−アミラーゼなどの食品添加物59品目である（2021年現在）。安全性が確認された遺伝子組換え農産物とその加工食品については、食品衛生法およびJAS法[9]に基づく表示制度により、2001年から表示が義務づけられている。

3）食品の期限表示について

消費者が食品を購入する場合、食品の内容を正しく理解し安全性を確認するうえで、食品の表示は重要な情報源である。食品表示基準により、加工食品の義務表示事項として、名称、栄養成分、保存方法、消費期限または賞味期限、添加物、アレルゲンの表示、遺伝子組換え食品の表示が対象とされている。製造者、加工者、輸入者または販売者はこの基準を遵守することが義務づけられている。

（1）**期限表示**　食品には安全においしく食べられる期間があり、袋や容器に「消費期限」か「賞味期限」のどちらかの期限が表示されている。国の定めたルールに基づいて、食品の情報を把握している製造業者等が科学的、合理的根拠をもって適正に設定している。期限表示の意味を正しく理解すれば食品の無駄を減らすことができる。ただし、一度開封した食品は、表示されている期限に関係なく早めに食べるようにしなければならない。

①　消費期限　　袋や容器を開けないままで、書かれた保存方法を守って保存していた場合に、この「年月日」まで、「安全に食べられる期限」のこと。お弁当、サンドイッチ、生麺、ケーキなどが含まれる。

②　賞味期限　　袋や容器を開けないままで、書かれた保存方法を守って保存していた場合に、この「年月日」まで、「品質が変わらずにおいしく食べられる期限」のこと。この期限をすぎても、すぐに食べられなくなるわけではない。スナック菓子、即席麺、チーズ、缶詰、ペットボトル飲料など。

（2）**アレルゲン表示**　　食物を摂取した時、食物に含まれる原因物質（アレルゲン）を身体が異物として認識し、自分の身体を防御するために過敏な反応を起こすことを食物アレルギーという。食

---

9 JAS法：日本農林規格（JAS規格）等に関する法律。JAS制度とは、食品・農林水産品やこれらの取り扱い等の方法などについての規格（JAS）を国が制定するとともに、JASを満たすことを証するマーク（JASマーク）を、当該食品・農林水産品や事業者の広告などに表示できる制度。

物アレルギーの表示制度は、食品表示法に基づく食品表示基準に規定され、加工食品、生鮮食品および添加物に対し、当該特定原材料（アレルゲンを含む原材料）を含む旨の表示が義務づけられている。現在、特定原材料については、表示義務があるものと、表示を推奨するものに分けられている。食物アレルギーをもつ消費者の健康危害の発生を防止する観点から、過去の健康危害等の程度、頻度を考慮し、特定原材料については継続して追加や見直しを行っている。

コラム1　アナフィラキシーショック

　アナフィラキシー疾患は「アレルゲン等の侵入により、複数臓器に全身性にアレルギー症状が惹起され、生命に危機を与え得る過敏反応」と定義されている（日本アレルギー学会ホームページより引用）。

　アナフィラキシーの典型的な症状としてはじんま疹、紅斑、呼吸困難、めまい、腹痛、下痢、意識障害などがあげられる。喉頭粘膜が腫れ空気の通りが悪くなることから、呼吸困難による窒息が生じることや、全身の血圧や意識状態も低下し、短時間のうちに死に至るケースもあるため、アナフィラキシーショックが生じた際には、迅速な治療が必要とされる。食物、医薬品、ハチ刺傷がアナフィラキシーの主な原因であり、国内の発生件数としては食物が圧倒的に多く、小児では卵や牛乳、成人では小麦や甲殻類、ピーナッツが主な原因物質としてあげられる。一方、死亡原因としては医薬品が多いという実態がある。

引用・参考文献

アタリ，ジャック著、林昌宏訳　2020年『食の歴史―人類はこれまで何を食べてきたのか』プレジデント社

2 章

食品の機能

❶ 食品の機能について

　ヒトは食べ物を摂取することによって、生きて活動するためのエネルギーを得なければならない。しかし、食べ物から得られるものはエネルギーだけではなく、健康な身体を維持し、疾病を予防するために必須な栄養素も食べ物から提供されている。食べ物の中には、タンパク質、炭水化物、脂質、ビタミン、ミネラル、食物繊維のほかにも、色素成分、香気成分、高分子物質等、様々な成分が含まれている。食べ物に含まれている成分により生体の恒常性[1]（ホメオスタシス）が維持され、健全な身体活動の営みが成立している。それぞれの成分が体内で多様な働きを担うため、摂取する食べ物の質や量は、健康にとって大変重要であると考えられる。

　一方、生命活動や健康な身体を維持するためだけが食べ物の役割ではなく、食品がもつ風味やおいしさがヒトに喜びや感動をもたらし、生活の質を上げることも食べ物の重要な役割の1つである。近年、好きな時に好きなだけ食べ物が摂取できる「飽食の時代」となり、飢餓や栄養失調の問題に代わって生活習慣病やメタボリックシンドロームなどの疾病に関する問題が深刻化している。これらの疾病を未然に防ぐため、食べ物に含まれている個別の成分の働き、いわゆる機能性に注目が集まっている。

　近年では、特定の成分がどのようなメカニズムで、どのような疾患予防に効果をもつのかなどについての科学的な研究が盛んに行われ、様々な食品成分の機能性に関する科学的エビデンスが多数報告され、様々な成分の機能性が明らかにされている。食べ物を栄養面だけではなく、食べ物に含まれている成分がもつ生理作用に着目して積極的に「健康維持・増進」や「疾患の予防」に活用する動きがすでに始まっている。

　本章では、「食品の機能性」について述べる。

　食品の3つの機能について　　食品の機能は、一次、二次、三次の3つに大別されている。これらの3つの機能がともに正常に働くことにより、私たちの生命の活動、維持、健全な営みが支えられている。

1）一次機能

　一次機能は、「栄養機能」といわれ、生命を維持するのに不可欠な栄養素を供給する機能を指している。すなわち、その成分が欠乏すると生命の維持が危ぶまれるような栄養素の働きを示す。炭水化物や脂質は生命活動の主要なエネルギー源であり、タンパク質は人体の大部分を占める筋肉や

---

1 恒常性：生物の体内環境（内部環境）を一定に保とうとする働きのこと。生体が外界および体内環境の変化を受けても、様々な生理状態を常に一定範囲内に調整し、恒常性を保つ機能を意味する。温度や湿度などの体外環境の変化や、病原菌などの体内への侵入が生じた時、体内が安定な状態を維持できるように働くシステムをいう。その例として、体温、心拍数、血糖値の調節や維持などがあげられる。恒常性の機能が損なわれると様々な不調が表れる。

臓器の構成成分である。また、ビタミンやミネラルは身体で起こっている酵素反応を担っている。このように、食品に含まれている栄養素（炭水化物、脂質、タンパク質、ビタミン、ミネラルなど）は、ヒトの生命の維持、成長や発達、健康の維持・増進に深く関わるものであり、一次機能は食品の機能の中で最も基本的な機能である。

2）二次機能

　二次機能は、嗜好性、いわゆるおいしさに関する機能で、「感覚機能」といわれている。食品は安全性や栄養といった条件のほかに、おいしさも重要な要因である。たとえ豊富な栄養素が含まれていても、味や香りが好ましくない食べ物は受け入れにくい。

　おいしさに関係する要因は食品の味だけではなく、様々な要因が複雑に関係し、統合され、感覚的な機能としておいしさを構成している。食品の色や形などの視覚的な感覚、食品を口に入れた時に味細胞によって捉えられる味覚、同時に食品の香りが鼻に抜けて感じられる臭覚、食品を咀嚼する際に口腔内で感じられるテクスチャー[2]、食品を咀嚼する際に生まれる音から得る聴覚など、非常に多くの感覚が統合されておいしさを形成している。また、おいしさの大切な要素である食品の色や香りは食品成分の変化とともに変わり、品質保証の指標にもなりうる。

3）三次機能

　三次機能は「生体調節機能」である。生体調節機能とは、身体の調子を整え健康を維持し、疾患を予防または治癒するという保健効果を指している。三次機能は、生命に対し明確な必須性には乏しいが、摂取していない場合、生体の調節機能が影響を受け、結果的に疾病のリスクが上がる可能性があるような成分の働きを示している。

　近年、免疫力を高め、高血圧や肥満、糖尿病などに対する疾病予防機能や、疲労回復機能、活性酸素の生成抑制をすることによる老化防止機能など、「食」の三次機能が注目されている。生体調節機能は、①循環系調節、②神経系調節、③細胞分化調節、④免疫・生体防御、⑤内分泌調節、⑥外分泌調節の6つに大別されている。これらは、生活習慣病の予防や回復などに、幅広く作用する。三次機能を有する代表的な成分として、多糖類、アミノ酸、ペプチド、ポリフェノール類、カロテノイド類などがあげられる。

　この章では食品のもつ一次機能、二次機能、三次機能の詳細について述べる。

② 一次機能

1）炭水化物

　植物の光合成により二酸化炭素と水から生成されるでんぷんやショ糖（スクロース）、ブドウ糖（グルコース）などは、炭素と水素と酸素のみからなり、炭素（carbon）の水和物（hydrate）である$C_m(H_2O)_n$という一般式で示され、炭水化物（carbohydrate）と総称される。しかし、この一般式にあてはまらなくても炭水化物に分類される誘導糖（アミノ糖、ウロン酸、デオキシ糖など）や、あてはまっても炭水化物ではない乳酸（$C_3H_6O_3$）や酢酸（$C_2H_4O_2$）なども存在するため炭水化物という名称は必ずしも適当ではないとも考えられるが、現在も慣用的に用いられている。したがって炭水化物とは、

---

2 テクスチャー：食べ物を口に入れ、飲み込む時に感じる、食べ物の硬さ、歯ざわり、粘り、なめらかさ、のど越しなどの食感（口ざわり）に関する性質を表す用語で、口腔内のあらゆる感覚で感じられる物理的な性質の総称。

その化学構造から「1分子中に少なくとも1個のアルデヒド基（–CHO）またはケトン基（>C＝O）と2個以上のヒドロキシ基（–OH）をもつ化合物およびその誘導体や縮合体」と定義される。

日本食品標準成分表2020年版（八訂）における炭水化物は、エネルギー利用性の観点から「利用可能炭水化物」として利用可能炭水化物（単糖当量）、利用可能炭水化物（質量計）および差し引き法による利用可能炭水化物の3つの値が掲載され、さらに食物繊維総量、糖アルコール、食品100g－（水分＋タンパク質＋脂質＋灰分）の差し引き法による炭水化物を含め、6項目に分けて構成されている。食物繊維の成分値については、定量法が変わったことで、難消化性でんぷんなどの一部や低分子量の難消化性水溶性炭水化物も含めた総量が掲載されるようになった。炭水化物は栄養管理上必要性が高まっていることから、日本食品標準成分表2015年版に引き続き、でんぷん、ブドウ糖、果糖、ガラクトース、ショ糖、麦芽糖、乳糖、トレハロースの利用可能炭水化物と糖アルコールのソルビトール、マンニトールについて詳しい組成を直接分析または推計し、可食部100gあたりの成分値として掲載した炭水化物成分表が作成されている（1075食品収載）。さらに別表1として従来の分析法による水溶性食物繊維、不溶性食物繊維および食物繊維総量に加え、AOAC 2011.25法（酵素-重量法・液体クロマトグラフ法）による低分子量水溶性食物繊維、高分子量水溶性食物繊維、不溶性食物繊維および食物繊維総量を収載した食物繊維成分表（1416食品収載）、別表2として可食部100gあたりの有機酸成分表も作成されている（409食品収載）。

日本人の食事摂取基準（2020年版）では、炭水化物としての食事摂取基準は、男性、女性ともアルコールを含め摂取エネルギーの50〜65％を目標量としており、食物繊維の不足は生活習慣病の発症率や死亡率に関連するとされることから食物繊維の目標量も設定されている。

（1）　炭水化物の分類と構造　　　炭水化物は単糖類、オリゴ糖類（少糖類）、多糖類に大別される。単糖類は通常の条件ではこれ以上加水分解することができない炭水化物の最も小さな単位で、オリゴ糖類（少糖類）や多糖類の基本単位である。

（a）　単糖類　　　単糖類（monosaccharide）は、構成している炭素の数によって三炭糖、四炭糖……と呼ばれるが、食品成分として重要なのは五炭糖（pentose）と六炭糖（hexose）である。

分子内のカルボニル基がアルデヒド基であるものをアルドース（aldose：グルコース、ガラクトース、マンノースなど）、ケトン基であるものをケトース（ketose：フルクトースなど）という。

①　単糖類の異性体と環状構造　　　図2-1において、三炭糖であるグリセルアルデヒド（アルドース）分子の中央の＊印のついた炭素は、4本の結合手に結合している基がすべて異なっている。このような炭素原子を不斉炭素原子と呼ぶ。アルデヒド基を上にした場合、不斉炭素原子に結合しているヒドロキシ基が右側にあるものをD型、左側にあるものをL型という。D型とL型は実像と鏡に映った鏡像の関係にあり、光学的な性質だけが異なるので光学異性体（鏡像異性体）といわれる。

天然の単糖類は、ほとんどがD型である（表2-1）。

図2-2に示すようにD-グルコースの2位〜5位までの4個の炭素原子およびD-フルクトースの3位〜5位までの3個の炭素原子はいずれも不斉炭素原子である。この場合、アルデヒド基あるいはケトン基から最も離れた5位の不斉炭素原子に結合しているヒドロキシ基の位置によってD型、L型が決められる。

五炭糖や六炭糖は自然界では鎖状構造で存在することはほとんどなく、4位（五炭糖）または5位（六炭糖）のヒドロキシ基がカルボニル基と結合し図2-3のようなヘミアセタールを生成して環状構

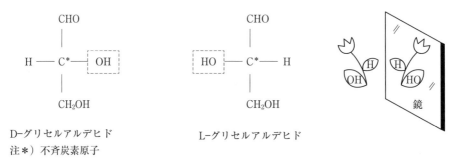

D–グリセルアルデヒド
注＊）不斉炭素原子

L–グリセルアルデヒド

鏡

図 2-1　グリセルアルデヒドの構造式

出典）高岡素子編著『新版 食べ物と健康［食品学総論］（第 2 版）』八千代出版、2016 年、p.40、
図 4-5

表 2-1　食品中の主な単糖類

種類	名称	構造式		所在および性質
		直鎖構造	環状構造	
五炭糖（ペントース）	D–リボース	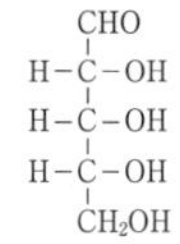 CHO H–C–OH H–C–OH H–C–OH CH₂OH	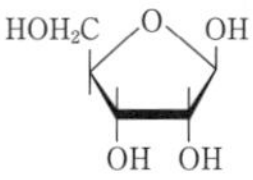	リボ核酸（RNA）、ATP、補酵素（NAD、NADP、FAD）などの構成糖。核酸系うま味成分の構成糖。
	D–キシロース	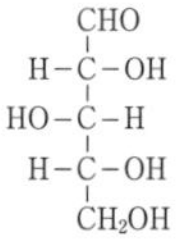 CHO H–C–OH HO–C–H H–C–OH CH₂OH	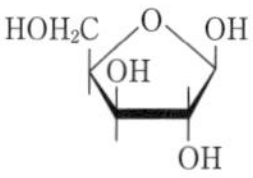	タケノコに遊離状態で存在。ワラ・もみ殻、トウモロコシの芯などにヘミセルロース、キシランなどの構成糖。
	L–アラビノース	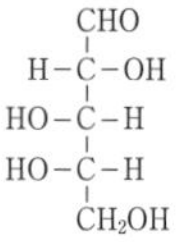 CHO H–C–OH HO–C–H HO–C–H CH₂OH	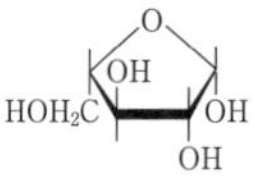	植物ガム、ペントザンの構成糖。大豆多糖の主要構成糖で味噌、しょうゆの製造中、麹の作用で分解して生じる。
六炭糖（ヘキソース）	D–グルコース（ブドウ糖）	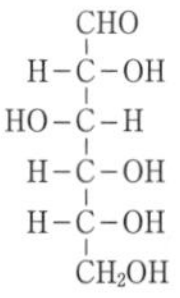 CHO H–C–OH H–C–OH H–C–OH CH₂OH	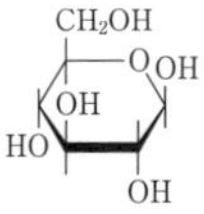	野菜・果物などに広く存在。ショ糖、乳糖、麦芽糖、でんぷん、セルロースなどの構成糖。甘味料として使用。
	D–フルクトース（果糖）	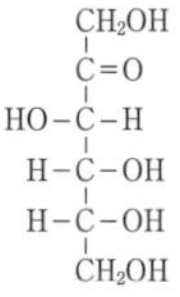 CH₂OH C=O HO–C–H H–C–OH H–C–OH CH₂OH	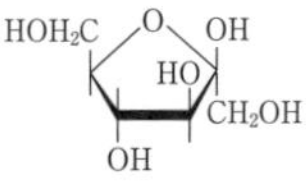	果物・ハチミツに遊離状態で存在。ショ糖、ラフィノース、イヌリンなどの構成糖。低温では甘味度の高いβ型の割合が多くなるので果物は冷やして食べると甘味が増す。
	D–ガラクトース	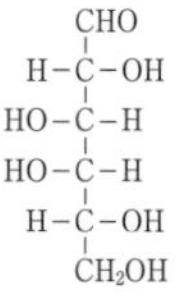 CHO H–C–OH HO–C–H HO–C–H H–C–OH CH₂OH	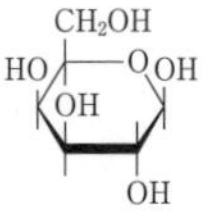	ラクトース、ラフィノース、ガラクタン、ヘミセルロース、カンテン、アラビアガムなどの構成糖。遊離状態ではほとんど存在しない。
	D–マンノース	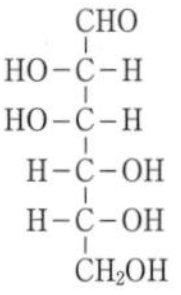 CHO HO–C–H HO–C–H H–C–OH H–C–OH CH₂OH	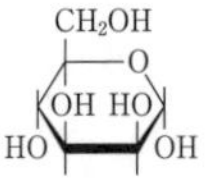	コンニャクのグルコマンナンの構成糖。遊離状態ではほとんど存在しない。

出典）高岡素子編著『新版 食べ物と健康［食品学総論］（第2版）』八千代出版、2016年、p.41、表4-5

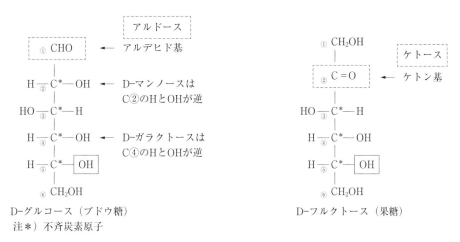

図 2-2　グルコースとフルクトースの構造式

出典）高岡素子編著『新版　食べ物と健康［食品学総論］（第 2 版）』八千代出版、2016 年、p.42、
　　　表 4-6

造で存在している。五員環をフラノース、六員環をピラノースと呼ぶ。

　環状構造を取ることで新しく生じたヒドロキシ基は反応性に富み、還元性を示し、グリコシド性
水酸基と呼ばれる。この時 1 位の炭素原子が新たに不斉炭素原子となるので α 型と β 型の 2 つの異
性体が生じる。グリコシド性水酸基が、1 位の炭素原子の下側に配置しているものが α 型、上側に
配置しているものが β 型となる。α 型と β 型では旋光性（光学活性）[3] が異なる。

　グリコシド性水酸基をもつ糖は、還元糖と呼ばれ、単糖類は還元糖である。グリコシド性水酸基
同士がグリコシド結合すると、還元性はなくなり非還元糖となる。単糖が複数結合したオリゴ糖類
や多糖類は、グリコシド性水酸基を末端の糖に残すだけなので、還元性はほとんど示さない。

　グルコースはアルデヒド基をもつ六単糖で、アルドヘキソースともいわれる。

　グルコースは、水溶液中で α 型↔鎖状構造↔β 型と常に変換しており、α 型が約 36 ％、鎖状構造
が約 0.02 ％、β 型が約 64 ％で平衡状態となる（図 2-4）。α 型の方が β 型より約 1.5 倍甘味が強い。

　フルクトースはケトン基をもつ六単糖で、ケトヘキソースともいわれる。

　フルクトースも水溶液中で六員環または図 2-5 に示したように 2 位のケトン基が 5 位のヒドロキ
シ基と結合して五員環の環状構造を示す。

　フルクトースは、温度によって α 型と β 型の割合が変化し、低温にすると甘味が α 型より約 3
倍強い β 型が多くなるので、フルクトース含量の多い果実は冷やして食べた方が甘く感じられる。

　ガラクトースはアルデヒド基をもつ六単糖で、アルドヘキソースであり、グルコースの 4 位のヒ
ドロキシ基と水素が入れ替わった構造をもつ（表 2-1）。

　ガラクトースは、食品中に単糖として存在することはほとんどなく、ラクトース（乳糖）や大豆オ
リゴ糖、カンテン、ガラクタン[4] などの構成成分として存在している。

　マンノースもアルデヒド基をもつ六単糖で、アルドヘキソースであり、グルコースの 2 位のヒド

---

3 旋光性（光学活性）：偏光板などを通して一方向にのみ振動する光を偏光といい、偏光が振動する波の面を偏光板とい
　う。溶液に偏光を通過させた時、偏光面を回転させる性質を旋光性といい、偏光面が時計方向に回転するものを
　右旋性、反時計方向に回転するものを左旋性という。
4 ガラクタン：ガラクトースが重合して構成された水溶性多糖。

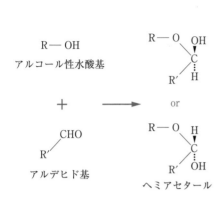

R — OH
アルコール性水酸基

＋

R′ — CHO
アルデヒド基

ヘミアセタール

図2-3　ヘミアセタール結合

出典）水品善之・菊﨑泰枝・小西洋太郎編
『栄養科学イラストレイテッド　食品
学Ⅰ　食べ物と健康　食品の成分と
機能を学ぶ』羊土社、2018年、p.33、
図11

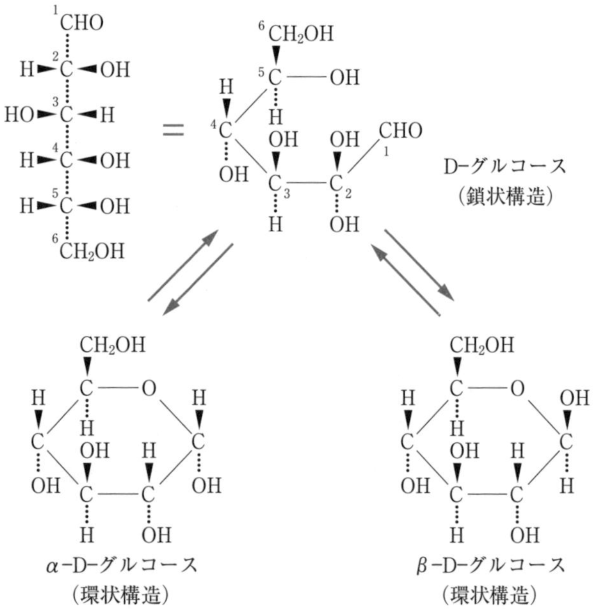

D-グルコース
（鎖状構造）

α-D-グルコース
（環状構造）

β-D-グルコース
（環状構造）

図2-4　グルコースの環状構造

出典）水品善之・菊﨑泰枝・小西洋太郎編『栄養科学イラストレ
イテッド　食品学Ⅰ　食べ物と健康　食品の成分と機能を
学ぶ』羊土社、2018年、p.32、図10

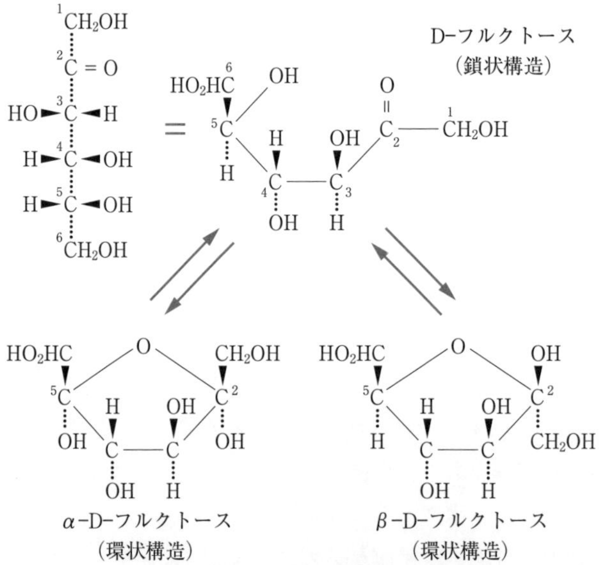

D-フルクトース
（鎖状構造）

α-D-フルクトース
（環状構造）

β-D-フルクトース
（環状構造）

図2-5　フルクトースの環状構造

出典）水品善之・菊﨑泰枝・小西洋太郎編『栄養科学イラストレ
イテッド　食品学Ⅰ　食べ物と健康　食品の成分と機能を
学ぶ』羊土社、2018年、p.34、図12

ロキシ基と水素が入れ替わった構造をもつ（表2-1）。

　マンノースも食品中に単糖として存在することはほとんどなく、コンニャクマンナンや糖タンパク質などの構成成分として広く分布している。

　四単糖以上の単糖は、五員環か六員環の環状構造が主な存在形態で、通常、六単糖のアルドースは六員環（ピラノース型）、ケトースは五員環（フラノース型）で結合する。

　②　単糖の誘導糖類（sugar derivative）　誘導糖は単糖が酸化還元あるいはアミノ化されたもので、オリゴ糖や多糖にも構成糖として含まれる（表2-2、図2-6）。

　(b)　オリゴ糖類　オリゴ（oligo）とは、ギリシャ語で「少ない」という意味を表す。オリゴ糖（少糖類 oligosaccharide）は少糖とも呼ばれ、同種または異種の単糖が2個から10個程度脱水縮合し、グリコシド結合してできたものである。構成している単糖の数によって二糖類、三糖類、四糖類……と分類される。

　①　ショ糖　ショ糖（スクロース sucrose）は、砂糖の主成分で、サトウキビ（カンショ）の茎、テンサイ（ビート）の根に多く含まれる代表的な甘味成分である。α-D-グルコースの1位とβ-D-フルクトースの2位のグリコシド性水酸基から水1分子が取れて縮合した非還元性二糖類である。この結合様式はα, β-1, 2となる（図2-7）。

　ショ糖を希酸またはインベルターゼ（酵素）で加水分解するとグルコースとフルクトースの等量混合物が得られる。この時、旋光性が右旋性から左旋性に変わり、この現象を転化と呼ぶためグルコースとフルクトースの混合物を転化糖（invert sugar）という。転化糖はショ糖に比べて溶解度、甘味度が高い。

　②　麦芽糖　麦芽糖（マルトース maltose）は、麦芽水あめ、甘酒の甘味成分で、ショ糖の約40 %

表2-2　食品に含まれる主な誘導糖類

誘導糖	名称	生成	分布・利用
デオキシ糖（置換）	2-デオキシ-D-リボース	D-リボースの2位のヒドロキシ基が水素に還元	DNA の成分
	L-ラムノース	マンノースの6位がデオキシ化されメチル基になったもの	ペクチン、アラビアガムなどの構成成分
	L-フコース	ガラクトースの6位がデオキシ化されメチル基になったもの	フコイダンの構成成分
糖アルコール（アルデヒド基の還元）	D-マンニトール	マンノースの還元	干しガキ・コンブ
	D-キシリトール	キシロースの還元	非う蝕性甘味料　冷涼感をもつ甘味料
	D-ソルビトール	グルコースの還元	バラ科の果実　保水力のある甘味料
ウロン酸（アルコール基の特異的酸化）	D-グルクロン酸	グルコースの酸化	植物ガム質、ヘミセルロースなどの構成成分
	D-ガラクツロン酸	ガラクトースの酸化	ペクチンの構成成分
	D-マンヌロン酸	マンノースの酸化	アルギン酸の構成成分
アルドン酸（アルデヒド基の酸化）	D-グルコン酸	グルコースの酸化	ハチミツ・ワイン　脱水により生成するδ-グルコノラクトンは豆腐の凝固剤
アミノ糖（アミノ化）	D-ガラクトサミン	ガラクトースのアミノ化	コンドロイチン硫酸の構成成分
	D-グルコサミン	グルコースのアミノ化	キチンの構成成分

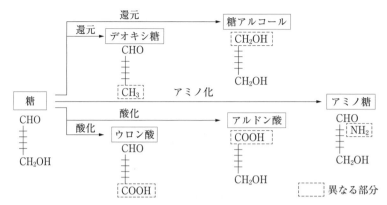

図2-6　誘導糖の生成

出典）高岡素子編著『新版 食べ物と健康［食品学総論］（第2版）』八千代出版、2016年、p.44、図4-8

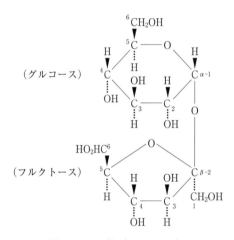

図2-7　ショ糖（スクロース）

出典）水品善之・菊﨑泰枝・小西洋太郎編『栄養科学イラストレイテッド 食品学Ⅰ 食べ物と健康 食品の成分と機能を学ぶ』羊土社、2018年、p.38、図18

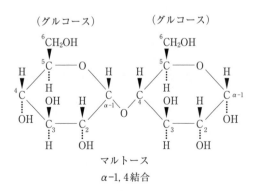

マルトース
α-1, 4結合

図2-8　麦芽糖（マルトース）

出典）図2-7に同じ

程度の甘味を呈する。大麦が発芽する際に生じる酵素（β-アミラーゼ）の作用で大麦のでんぷんが加水分解されて生じる。

α-D-グルコースの1位のグリコシド性水酸基ともう1分子のα-D-グルコースの4位のヒドロキシ基がグリコシド結合した還元性二糖類で、この結合様式はα-1, 4結合となる（図2-8）。

③　乳糖　乳糖（ラクトース lactose）は、哺乳類の乳汁に含まれ、ショ糖の約20%程度の甘味を呈する。人乳中には6～7%、牛乳中には4～5%含まれる。β-D-ガラクトースの1位のグリコシド性水酸基とα-D-グルコースの4位のヒドロキシ基がグリコシド結合した還元性二糖類で、この結合様式はβ-1, 4結合となる（図2-9）。平衡状態（20℃）ではα型乳糖39%、β型乳糖61%となる。

④　その他のオリゴ糖　その他のオリゴ糖について表2-3に示した。

(c)　多糖類　多糖類（polysaccharide）は、多数の単糖や誘導糖がグリコシド結合した高分子化合物で、一般に無味で還元性はない。構成糖が同一種類のものを単純多糖、複数種のものを複合多糖という。消化性多糖類はヒトの消化酵素で分解され、エネルギー源となる。

①　でんぷん　でんぷん（starch）はα-D-グルコースを構成糖とする単純多糖であり、アミ

表2-3　その他のオリゴ糖

種類	名称	構造	所在・特徴
二糖類	トレハロース	2分子のグルコースがα-1, α-1結合	キノコなどに含まれる 保湿性のある非還元糖
三糖類	ラフィノース	スクロースのグルコース部分にガラクトースが1分子結合	大豆オリゴ糖の主成分 非還元糖 難消化性オリゴ糖
四糖類	スタキオース	ラフィノースのガラクトース部分にガラクトースが1分子結合	
三糖類	ガラクトオリゴ糖	ラクトースのガラクトース部分にガラクトースが1分子結合	母乳・牛乳に微量に含まれる還元糖 酵素転移で工業的に生産 低カロリー甘味料として利用
その他	キシロオリゴ糖	キシロースが2〜7分子β-1, 4結合	タケノコに少量含まれビフィズス菌増殖作用が強い キシランの酵素分解によって工業的に生産
	フラクトオリゴ糖	スクロースのフルクトース部分に1〜3個のフルクトースがβ-2, 1結合	ヤーコン、ゴボウ、タマネギなどに含まれる 非還元糖 低カロリー甘味料として利用
	シクロデキストリン	グルコースがα-1, 4結合で環状に6〜8個結合	環状内に脂質性物質を包み込むことができ食品の保香、異臭のマスキング、色、乳化の向上、酸化防止のほか、抗菌シート、抗菌フィルムなどにも利用

ロース（amylose）とアミロペクチン（amylopectin）の2種類の多糖からなる混合物で、消化性多糖である。穀類やイモ類に貯蔵物質として多量に含まれている。植物細胞内ではでんぷん粒として存在し、でんぷん粒の形状や大きさは植物の種類や成熟度によって異なる。

　アミロースは、α-D-グルコースが千〜数千個、α-1, 4結合で直鎖状に結合し、6個で1回転するらせん構造を取っている。ヨウ素でんぷん反応は、らせん内にヨウ素分子が入り込むため青紫色となる。加熱すると青紫色は消失するが、これは加熱によってらせん構造がゆるみ、ヨウ素分子の抱合が悪くなるためと考えられている。でんぷん溶液が冷えると、らせん構造が回復するので、再び青紫色に発色する（図2-10）。

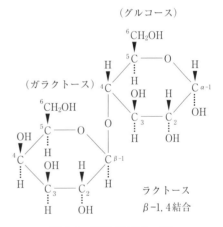

図2-9　乳糖（ラクトース）
出典）図2-7に同じ

　アミロペクチンはアミロース構造のところどころがα-1, 6結合で枝分かれした房状構造を取っている。これは、非還元末端をもつ直鎖部分では20〜30個、枝分かれの直鎖部分では10〜15個程度のグルコース残基からなり、全体で10万〜100万個のα-D-グルコースが重合している多糖である。ヨウ素でんぷん反応はアミロペクチンのらせん構造部分が少ないため赤紫色となる（図2-11）。

　アミロースとアミロペクチンの割合は、でんぷんの種類によって異なるが、うるち種（普通種）ではアミロースが約20％でアミロペクチンが約80％、もち種ではほぼ100％がアミロペクチンである。

　でんぷんを酸や酵素、加熱などにより部分的に分解し、低分子化したものをデキストリンという。

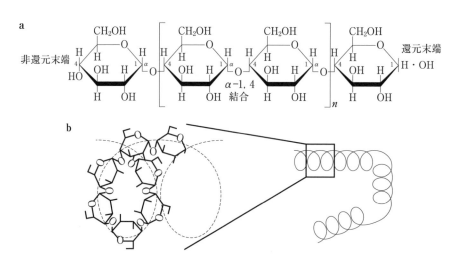

注 a）グルコースが α-1, 4 結合で直鎖状に連結、n：1,000〜10,000
注 b）アミロースのらせん構造、6 個のグルコース残基で 1 周

図 2-10　アミロースの構造

出典）津田謹輔・伏木亨・本田佳子監修『Visual 栄養学テキスト　食べ物と健康 I　食品学総論―食品の成分と機能』中山書店、2018 年、p.39 ⑮

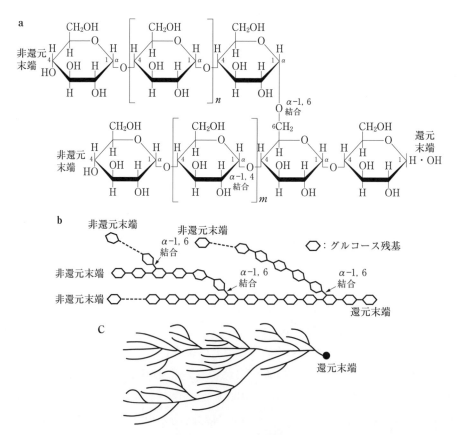

注 a）アミロペクチンはアミロース構造のところどころに分岐がある。また還元末端は 1 つしかない
注 b, c）アミロペクチンの房状構造。分岐の様子や非還元末端が多数あることがわかる

図 2-11　アミロペクチンの構造

出典）津田謹輔・伏木亨・本田佳子監修『Visual 栄養学テキスト　食べ物と健康 I　食品学総論―食品の成分と機能』中山書店、2018 年、p.39 ⑯

②　グリコーゲン　　グリコーゲン（glycogen）は動物体内に貯蔵される消化性多糖でヒトでは肝臓に 5～6 %、筋肉に 0.5～1.0 %存在し、食品では特にカキ（牡蠣）に多く 5～10 %含まれる。α-D-グルコースを構成糖とした単純多糖で、一次構造はアミロペクチンに似ているが、非還元末端をもつ直鎖部分の平均グルコース残基は 6～7 個、枝分かれの直鎖部分では 3～5 個と短く、α-1, 6 結合の枝分かれ構造が非常に多い。非還元性でヨウ素でんぷん反応は赤褐色を示す。

③　難消化性多糖類　　難消化性多糖類には、植物細胞壁の主成分であるセルロースや甲殻類の外殻成分であるキチン、コンニャクイモの主成分であるグルコマンナン、紅藻類の細胞壁に含まれるカンテンなどがある（表2-4）。これらの難消化性多糖類はプレバイオティクスといわれ、ヒトの

表 2-4　食品に含まれる主な難消化性多糖類

種類	名称	構成糖	結合様式	所在および性質
単純多糖	セルロース	D-グルコース	β-1, 4 結合	植物細胞壁の主成分 ある種の酢酸菌が生成するセルロースは、特異な物性をもつゲルとなり、デザート菓子のナタデココとして利用
	イヌリン	D-フルクトース	β-2, 1 結合	キク科植物の根茎に含まれる貯蔵多糖 腸内細菌によって分解され、フラクトオリゴ糖を生成し、腸内細菌叢の改善効果が期待される。フルクトースの工業的な原料
	キチン	N-アセチル-β-D-グルコサミン	β-1, 4 結合	甲殻類の殻やキノコ類に含まれる アルカリ処理で脱アセチル化したキトサンは、抗菌性を示し、保存料として利用
	プルラン	D-グルコース	α-1, 4 結合 2 個と α-1, 6 結合 1 個の繰り返し	糸状菌を培養する時、菌体外に生成する 無味で皮膜性、造膜性に優れ、フィルムやカプセルとして利用
複合多糖	グルコマンナン（コンニャクマンナン）	D-グルコース：D-マンノース 1 : 1.6	β-1, 4 結合の主鎖に β-1, 3 結合の枝分かれ	コンニャクイモの主成分 水を加えて加熱し、アルカリ性の塩類を加えると不可逆性の弾性ゲル（コンニャク）となる
	カンテン	アガロース アガロペクチン		紅藻類の細胞壁の主成分 80 ℃程度の加熱で可逆的にゾル化し、30 ℃以下に冷却するとゲル化する ゼリー、ようかんに用いられるほか、細菌培養用培地や電気泳動用アガロースゲルにも利用
	アルギン酸	D-マンヌロン酸 L-グルロン酸	β-1, 4 結合	褐藻類の細胞壁の主成分でコンブのぬめり アルギン酸ナトリウム塩に二価イオンを加えてゲル化させ、人工イクラや人工フカヒレなどが製造される 増粘剤、ゲル化剤、安定剤としても利用
	ペクチン	D-ガラクツロン酸 ラムノース ガラクトース アラビノース	α-1, 4 結合	果実、野菜類に含まれる メトキシ基 7 %以上の高メトキシペクチンはショ糖 60 %以上、pH 3 程度で加熱するとゲル化し、メトキシ基 7 %以下の低メトキシペクチンは、二価のカチオンの添加でゲル化するため、低糖ジャムの製造に利用
	カラゲナン（カラギーナン）	D-ガラクトース 3, 6-アンヒドロ-D-ガラクトース 硫酸基		紅藻類スギノリ科の熱水抽出物から得られる。カンテンより低温で透明度の高いゲルを形成する。ゼリー、ジャム、アイスクリームなどに利用
	アラビアガム	L-アラビノース D-ガラクトース D-グルクロン酸 L-ラムノース		マメ科アカシア属の樹液に含まれる粘質物 乳化特性に優れ、チョコレート、ガムなどの糖衣コーティングとしても利用

消化酵素の作用は受けないが腸内細菌によって分解され、生成した短鎖脂肪酸が腸内でのアンモニア、アミン生成量を低下させるので腸内菌叢の改善に役立つ。また、血中コレステロール低下作用や血糖上昇抑制作用などの生理効果を示すものもあり生活習慣病との関連が注目されている。

現在これらの多糖類は、特異な粘性、ゲル化性、他の食品成分との相互作用を利用して食品の製造や品質改良、品質保持などに広く利用されている。

(2) 食物繊維 　食物繊維（dietary fiber）とは「ヒトの消化酵素で消化されない食品中の難消化性成分の総体」と定義され、植物性および動物性の難消化性多糖類や非多糖のリグニン、食品添加物として用いられる化学修飾多糖類、加工食品に含まれる難消化性糖類、糖アルコールなどがある。日本食品標準成分表 2020 年版（八訂）では酵素-重量法（プロスキー変法またはプロスキー法）、または、酵素-重量法・液体クロマトグラフ法（AOAC 2011.25 法）によって得られた食物繊維の総量を表示し、水溶性および不溶性食物繊維、難消化性でんぷん等の値は、炭水化物成分表の別表 1 として収載されている。

表 2-5 に食品中の食物繊維含量（1 食分の目安）を示した。

食物繊維は腸内の有用菌に分解され、日本食品標準成分表 2020 年版（八訂）では、食物繊維総量由来のエネルギーを 2 kcal/g としているが、主なエネルギー源や体の構成成分にはならない。しかし様々な生理機能を有し、生活習慣病の一次予防に役立つ食品の機能性成分として重要視されている。

日本人の食事摂取基準（2020 年版）では、18〜64 歳における食物繊維の目標量は男性 21 g/日以上、

表 2-5　食品中の食物繊維含量（1 食分の目安）

食品	総量（g）	食品	総量（g）
こめ　水稲穀粒　はいが精米（80 g）	1.0	ブロッコリー　花序　ゆで（50 g）	2.2
こむぎ　マカロニ・スパゲッティ　乾（80 g）	4.3	切干しだいこん　乾（10 g）	2.1
えんばく　オートミール（40 g）	3.8	キャベツ　結球葉　生（50 g）	2.6
そば　干しそば　乾（80 g）	3.0	えのきだけ　ゆで（50 g）	2.3
こむぎ　干うどん　乾（80 g）	1.9	乾しいたけ　乾（5 g）	2.3
さつまいも　塊根　皮つき　蒸し（100 g）	3.8	エリンギ　生（45 g）	1.5
じゃがいも　塊茎　皮なし　蒸し（100 g）	3.5	あらげきくらげ　ゆで（30 g）	4.9
アーモンド　乾（20 g）	2.0	あんず　乾（50 g）	4.9
日本ぐり　ゆで（60 g）	4.0	干しがき（50 g）	7.0
ごま　いり（3 g）	0.4	アボカド　生（100 g）	5.6
らっかせい　大粒種　いり（20 g）	2.3	リンゴ　皮つき　生（100 g）	1.9
大豆　全粒　黄大豆　国産　ゆで（50 g）	4.3	バナナ　生（100 g）	1.1
あずき　全粒　ゆで（25 g）	3.0	キウイフルーツ　緑肉種　生（100 g）	2.6
いんげんまめ　全粒　ゆで（50 g）	6.8	あまのり　焼きのり（3 g）	1.1
だいず　きな粉（全粒）黄大豆（5 g）	0.9	削り昆布（おぼろこんぶ）（5 g）	1.4
だいず　糸引き納豆（50 g）	3.4	ほしひじき　ステンレス釜、乾（10 g）	5.2
かんぴょう　乾（10 g）	3.0	てんぐさ　角寒天（5 g）	3.7
オクラ　果実　ゆで（50 g）	2.6	乾燥わかめ　素干し（3 g）	1.0
ごぼう　根　ゆで（40 g）	2.4	抹茶（2 g）	0.8
にら　葉　ゆで（50 g）	2.2	ピュアココア（6 g）	1.4

出典）文部科学省『日本食品標準成分表 2020 年版（八訂）』

表 2-6　食物繊維の分類と所在

溶解性	起源	分類	所在
水溶性	植物性多糖類	ペクチン	野菜・果物
		ゴム質	植物の樹液
		グルコマンナン	コンニャク
水不溶性		セルロース	穀類・野菜・果物
		ヘミセルロース	穀類・野菜・果物
		リグニン	穀類・野菜
		プロトペクチン	野菜・果物
水溶性および水不溶性	海藻多糖類	アルギン酸	褐藻類（コンブ・アラメ）
		カラギーナン	紅藻類
		アガロース・アガロペクチン	テングサ・オゴノリ
水不溶性	動物性多糖類	キチン	エビ・カニの外殻
		コンドロイチン硫酸	動物の軟骨組織
		ヒアルロン酸	眼のガラス体・皮膚・トサカ
水溶性	化学修飾多糖類	カルボキシメチルセルロース（CMC）	糊料（アイスクリーム・ソース類）
		ポリデキストロース	清涼飲料水
		キトサン	保存料

出典）高岡素子編著『新版 食べ物と健康［食品学総論］（第 2 版）』八千代出版、2016 年、p.56、表 4-11

表 2-7　食物繊維の機能

機能		内容
物理・化学的機能	保水性	水溶性食物繊維は不溶性食物繊維より保水性が高い。 →便のカサを増しやわらかくする。有害物質が希釈される。
	粘性	高粘度溶液を形成することによって食品成分の吸収を調節する。 →インスリンの節約効果 高粘度多糖の小腸絨毛への影響→新陳代謝の促進・胃潰瘍の予防
	イオン交換作用	カリウムの吸収促進・ナトリウムの排出促進
	結合作用	胆汁酸・発がん関連物質との結合
生理学的機能	咀嚼効果	唾液の分泌を促進し、飽満感を与える。
	胃内滞留時間の遅延	食後の血糖値の上昇を抑制する。pH の低下によりミネラルの遊離が進み吸収が高まる。
	胆汁酸分泌の促進	胆汁酸合成の促進と便への排出の増加
	腸内菌叢の改善	有用な腸内細菌の育成を促進し、有害物質の生成を防ぎ、腸内環境を良好に保つ。

出典）高岡素子編著『新版 食べ物と健康［食品学総論］（第 2 版）』八千代出版、2016 年、p.56、表 4-12

女性 18 g/日以上とされている。しかし、高度に精製された食品の摂取や動物性食品の多い欧米型の食生活の影響などによって現代の日本人の平均食物繊維摂取量は男性 19 g/日程度、女性 17 g/日程度となっており十分とはいえない。

　食物繊維は体内の有害物質を吸着して排泄し、吸収を阻害する働きをもつが、大量摂取は必要な無機質やビタミンの吸収を低下させるとともに大腸内浸透圧を高め、過剰な緩下作用を誘発することにもつながる。

　シクロデキストリン (CD) は、グルコース分子が α-1, 4 結合で環状に連なった構造をもち、グルコースが6個で構成されている α-CD、7個で構成されている β-CD、8個で構成されている γ-CD がよく知られている。

　さらに、CD 環にマルトースを1〜2分子 α-1, 6 結合した分岐シクロデキストリン、CD 環にメチル基などを結合させた化学修飾シクロデキストリンも合成されており、これらのもつ包接機能は、食品、化粧品、医薬品、衣料品など様々な分野で広く利用されている。

　食品分野では、食品中の成分を CD で包接し、食味の向上や有効成分または酸化・分解されやすい成分の安定化、異臭の選択的な包接、除去などに利用されている。さらに、ワサビの抗菌成分を CD 包接体として練り込んだ抗菌シート、抗菌フィルムは、お弁当や仕出し、鮮魚などの鮮度保持に活用されている。

　化粧品分野では、香りの保持や保湿性の改善、衣料品分野では、サメから取れるスクアランを CD で包接し、肌の潤いを保つ下着の開発や抗菌作用をもつ精油を CD で包接し、繊維に結合させて抗菌性のある靴下、シーツ、タオルなどの製造にも利用されている。

2) タンパク質

　タンパク質はアミノ酸が多数結合した高分子化合物で、動物、植物、微生物など多くの生命体に存在する主要な成分である。タンパク質は英語で「protein」と書き、これはギリシャ語の「proteios（一番大切なもの）」を語源としている。

　タンパク質はヒトの体重の 15〜18 % を占め、その種類は5万から10万種類にも及んでいる。これらのタンパク質は、筋肉や爪、毛髪など人体構造を形成するもの、免疫機能をつかさどるもの、酵素やホルモンなど生体内の生理反応に関係するもの、卵や種子中で栄養貯蔵の役割を果たしているものなど、その働きは多様であり、私たちの生命現象や活動に大変重要な働きを担っている。このように、体内のタンパク質の役割は多種多様にわたっているが、全体として調和の取れた状態を維持し、互いに協調し合いながら生命活動の中心的役割を果たしている。

　私たちは肉や魚などの食品からタンパク質を摂取し、体内でアミノ酸まで分解し、そして再び必要なタンパク質を合成しており、体内においてタンパク質は絶えず分解と合成を繰り返している。

(1) アミノ酸

(a) アミノ酸の構造　　タンパク質の最小単位はアミノ酸であり、タンパク質はアミノ酸が多数結合した高分子化合物である。体内にはタンパク質の再合成に使われるアミノ酸のほかにも、細胞や血液中などに存在する遊離アミノ酸もあり、多くの生理活性物質の前駆体としても活用され、アミノ酸はヒトの体内で極めて重要な生理的役割に関与している。

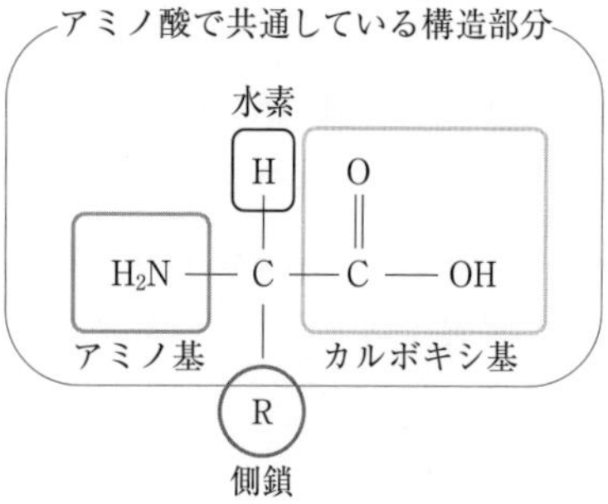

　アミノ酸は分子内にカルボキシ基 (-COOH) とアミノ基 (-NH_2) をもつ化合物である。図 2-12 に示すように、天然のアミノ酸は炭素原子 (C) を中心にして、3つの手に、水素 (H)、カルボキシ基、アミノ基がそれぞれ結合しており、この構造はすべてのアミノ酸に共通している。残りの1つの手には側鎖 (R) が結合しており、それぞれのアミノ酸の違いはこの側鎖の違いによる。アミノ酸は1つの分子の中

図 2-12　アミノ酸の基本構造

に、酸（–COOH）と塩基（–NH₂）をもつ両性化合物である。

　カルボキシ基の結合した炭素原子（C）のα位にアミノ基が結合したアミノ酸をα–アミノ酸と呼び、さらにその隣のβ位に結合したものをβ–アミノ酸、γ位に結合したものをγ–アミノ酸と呼ぶ。タンパク質を構成しているアミノ酸はすべてα–アミノ酸である。グリシン以外のα–アミノ酸は、α位の炭素にそれぞれ異なる原子または原子団が結合してい

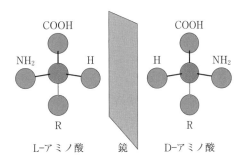

図 2-13　アミノ酸の立体異性体（L 型と D 型）

る。このように、炭素に結合しているそれぞれの基がすべて異なる場合、中心にある炭素原子を不斉炭素原子と呼ぶ。

　(b)　**立体異性体**（L 型、D 型）**について**　　遊離アミノ酸は不斉炭素原子を中心にして、三次元的に配置すると、2 つの異なった立体構造を示す。右手と左手の関係のように、互いに鏡に映すと同一の構造であるが、同じ向きにして重ねると重ね合わせることができない。このような構造を立体異性体と呼び、それぞれを L 型、D 型と名づけられている（図 2-13）。グリシンは側鎖が水素であり不斉炭素原子をもたないため立体異性体が存在しないが、その他のアミノ酸はすべて L、D 型が存在する。身体のタンパク質を構成するアミノ酸は一部の例外を除きほとんどが L 型である。

　(c)　**アミノ酸の分類**

　①　**タンパク質を構成するアミノ酸**　　天然のアミノ酸は 500 種類以上あることが報告されているが、ヒトの体内に存在する数万種類のタンパク質を構成しているのはおよそ 20 種類のアミノ酸である。この 20 種類のアミノ酸は側鎖構造や性質に基づいて分類されている（表 2-8）。イミノ酸[5]であるプロリンの構造は例外であり、中心の炭素に結合しているものがアミノ基（NH₂）ではなくて（NH）が結合している。

　②　**必須アミノ酸と非必須アミノ酸**　　植物では 20 種類のすべてのアミノ酸を合成できるが、動物では一部のアミノ酸を生合成できないかまたは合成できても必要量に満たないため外部より補わなければならない。このように自身で合成できないアミノ酸は「必須アミノ酸（不可欠アミノ酸）」と定義されており、ヒトの場合、バリン、ロイシン、イソロイシン、トレオニン、メチオニン、フェニルアラニン、トリプトファン、リジン、ヒスチジンの 9 種類である。そして、20 種類のアミノ酸のうち、9 種類の必須アミノ酸以外のアミノ酸を「非必須アミノ酸（可欠アミノ酸）」と呼ぶ。非必須アミノ酸は、「食品から摂取することが必須ではない」ことを意味しており、タンパク質合成の材料としては必須なアミノ酸である。

　③　**遊離アミノ酸**　　タンパク質を構成するアミノ酸のように、互いに結合しているアミノ酸に対し、他のものと結合していない、遊離状態で存在するアミノ酸を遊離アミノ酸と呼ぶ。

　アミノ酸はそれぞれ固有の味を有しており（表 2-9）、食品中に存在する遊離アミノ酸は、その食品の呈味に影響する。また、アミノ酸の異性体では味が異なっており、L 型のバリン、ロイシン、イソロイシン、ヒスチジン、リジンなどは苦味を呈しているのに対し、D 型のそれぞれのアミノ酸

5　イミノ酸：分子内にイミノ基（>C–NH）とカルボキシ基の両方を含む有機化合物の総称。

表 2-8　タンパク質を構成するアミノ酸

名称		側鎖の構造	記号（略号）	分子量	等電点（pI）
中性アミノ酸					
	グリシン	$-H$	Gly （G）	75.1	5.97
	アラニン	$-CH_3$	Ala （A）	89.1	6.02
分岐鎖アミノ酸	バリン★	$CH\begin{smallmatrix}CH_3\\CH_3\end{smallmatrix}$	Val （V）	117.1	5.97
	ロイシン★	$CH_2-CH\begin{smallmatrix}CH_3\\CH_3\end{smallmatrix}$	Leu （L）	131.2	5.98
	イソロイシン★	$\begin{smallmatrix}CH_3\\|\end{smallmatrix}$ $CH-CH_2-CH_3$	Ile （I）	131.2	6.02
オキシアミノ酸					
	セリン	CH_2-OH	Ser （S）	105.1	5.68
	スレオニン（トレオニン）★	$CH\begin{smallmatrix}OH\\CH_3\end{smallmatrix}$	Thr （T）	119.1	5.60
酸性アミノ酸およびそのアミド					
	アスパラギン酸	$CH_2-C\begin{smallmatrix}O\\NH_2\end{smallmatrix}$	Asp （D）	133.1	2.98
	グルタミン酸	$CH_2-CH_2-C\begin{smallmatrix}O\\OH\end{smallmatrix}$	Glu （E）	147.1	3.22
	アスパラギン	$CH_2-C\begin{smallmatrix}O\\NH_2\end{smallmatrix}$	Asn （N）	132.1	5.41
	グルタミン	$CH_2-CH_2-C\begin{smallmatrix}O\\NH_2\end{smallmatrix}$	Gln （Q）	146.2	5.70
塩基性アミノ酸					
	リジン★	$-CH_2-CH_2-CH_2-CH_2-NH_2$	Lys （K）	146.2	9.74
	アルギニン	$-CH_2-CH_2-CH_2-NH-C\begin{smallmatrix}NH\\NH_2\end{smallmatrix}$	Arg （R）	174.2	10.76
	ヒスチジン★	$CH_2-C\begin{smallmatrix}CN\ \ NH\\N-CH\end{smallmatrix}$	His （H）	155.2	7.59
含硫アミノ酸					
	システイン	$-CH_2-SH$	Cys （C）	121.2	5.02
	メチオニン★	$CH_2-CH_2-S-CH_3$	Met （M）	149.2	5.74
芳香族アミノ酸					
	チロシン	$CH_2-\!\!\bigcirc\!\!-OH$	Tyr （Y）	181.2	5.67
	フェニルアラニン★	$CH_2-\!\!\bigcirc$	Phe （F）	165.2	5.48
	トリプトファン★	$CH_2-\text{（インドール環）NH}$	Trp （W）	204.2	5.88
イミノ酸					
	プロリン*	$\begin{smallmatrix}COOH\\NH-CH\\CH_2\quad CH_2\\CH_2\end{smallmatrix}$	Pro （P）	115.1	6.30

注★）必須アミノ酸を示す

注＊）プロリンは全構造を示す

は甘味を呈している。L-グルタミン酸はコンブのうま味成分であり、グリシンやL-アラニンはエビの甘味成分であることが知られている。

また、しょうゆ、味噌、チーズなどの発酵食品は、その発酵過程でタンパク質が分解され遊離アミノ酸が生成される。遊離アミノ酸は発酵期間に比例して増加する。味噌は1年以上発酵させることで食材に含まれるタンパク質が分解され遊離アミノ酸が増加し、味噌本来の風味とコクが生まれてくるといわれている。発酵食品は発酵過程に生成された遊離アミノ酸により、深く、複雑な味を醸し出している。

表2-9　アミノ酸（L型）の味

アミノ酸	味	アミノ酸	味
グリシン	甘味	アルギニン	微苦味
アラニン	甘味	ヒスチジン	苦味
セリン	微甘味	メチオニン	苦味
スレオニン	微甘味	トリプトファン	苦味
グルタミン	甘味	フェニルアラニン	苦味
プロリン	甘味	チロシン	苦味
バリン	苦味	アスパラギン	酸味
ロイシン	苦味	アスパラギン酸	旨味、酸味
イソロイシン	苦味	グルタミン酸	旨味、酸味
リジン	苦味		

出典）日本化学会編『味とにおいの化学』学会出版センター、1974年、河合美佐子「味を決めるアミノ酸」『生物工学会誌』89巻11号、日本生物工学会、2011年、山口静子監修『うま味の文化・UMAMIの科学』丸善、1999年

一方、個々のアミノ酸は身体にとって重要である独自の機能性を有している。バリン、ロイシン、イソロイシンは側鎖に分岐構造を有していることから分岐鎖アミノ酸と呼ばれ、Branched Chain Amino Acids の頭文字を取って BCAA と呼ばれている。BCAA は筋肉中で代謝され、筋肉合成促進や疲労軽減などの効果が科学的に証明されており、スポーツ現場や医療現場で幅広く活用されている。また、グルタミン酸は胃の運動機能改善効果を有し、グルタミンは免疫細胞の増殖を促進し、アルギニンは異物を攻撃するマクロファージを活性化する機能を通して免疫の向上に貢献している。また、グリシンを就寝前に摂取すると速やかに自然な睡眠を誘引できることが報告されている。

④　タンパク質を構成しないアミノ酸　　アミノ酸には遊離型または一部のペプチドにのみ存在し、タンパク質の材料として寄与しないアミノ酸が存在する。これらのアミノ酸には代謝の中間物質や生理機能を有するもの、神経伝達物質など生命活動で重要な役割を担っているものが多い。

動物の脳に存在し、抑制性の神経伝達物質として機能し、リラックス誘導作用を有しているγ-アミノ酪酸（GABA）[6]や、緑茶の玉露から発見された緑茶のうま味成分である L-テアニンは、ストレス緩和に寄与することが報告されている。ほかにはシジミに豊富に含まれ、尿素サイクルの中間体であるオルニチン、筋肉に存在するクレアチンもアミノ酸に分類される。

（d）　アミノ酸の性質　　アミノ酸を中性の溶液に溶かすと、アミノ基は$-NH_3^+$に、カルボキシ基は$-COO^-$にイオン化して、同一分子内に＋と－の電荷の両方を有する（図2-14）。このようなイオンを双性イオンという。アミノ酸を水に溶解した場合、アミノ基は水素イオン受容体となり塩基性を示し、カルボキシ基は水素イオン供与体となり、酸性を示す。このように塩基および酸の両方の性質を示す物質を両性電解質という。

6　γ-アミノ酪酸（Gamma-Amino Butyric Acid）：略してGABA（ギャバ）と呼ばれている。GABAは、脳に存在する抑制系の神経伝達物質として、興奮した神経を落ち着かせる作用をもつ。食品では、発芽玄米で多く、100g中に10mgのギャバが含まれている。近年、GABAのストレス緩和作用に着目して、GABAを添加したチョコレートなどが販売されている。

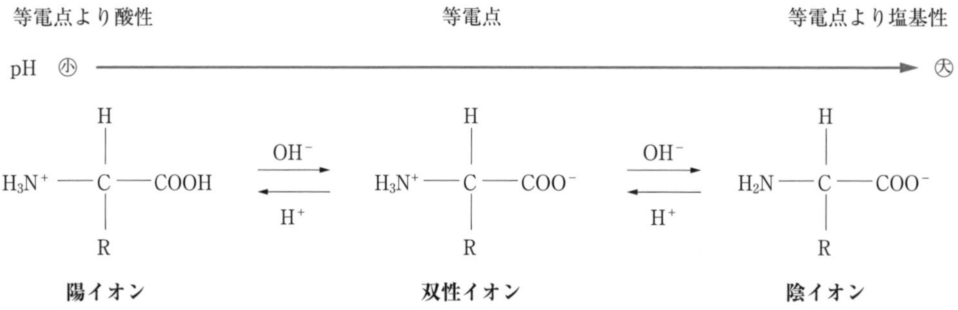

$$pH \; \text{小} \longrightarrow \text{大}$$

$$H_3N^+ - \overset{\overset{\displaystyle H}{|}}{\underset{\underset{\displaystyle R}{|}}{C}} - COOH \quad \underset{H^+}{\overset{OH^-}{\rightleftarrows}} \quad H_3N^+ - \overset{\overset{\displaystyle H}{|}}{\underset{\underset{\displaystyle R}{|}}{C}} - COO^- \quad \underset{H^+}{\overset{OH^-}{\rightleftarrows}} \quad H_2N - \overset{\overset{\displaystyle H}{|}}{\underset{\underset{\displaystyle R}{|}}{C}} - COO^-$$

陽イオン　　　　　　　　　　双性イオン　　　　　　　　　　陰イオン

図 2-14　アミノ酸の解離

　また、アミノ酸の解離状態は溶液の環境（pH）によって変化する。アミノ酸のもつ正の電荷と負の電荷が釣り合ってアミノ酸全体として電荷をもたない水溶液の pH を、そのアミノ酸の等電点とよび、pI で表される。アミノ酸ごとに固有の pI をもつ（表2-8）。

　側鎖に水酸基やイオン性の官能基を含み、水に溶解しやすいアミノ酸を親水性アミノ酸といい、グリシン、アラニン、アスパラギン、グルタミン等がある。一方、水に溶解しにくいアミノ酸を疎水性アミノ酸といい、バリン、イソロイシン、ロイシン、フェニルアラニン、メチオニン、トリプトファンなどがある。

　(e)　アミノ酸の呈色反応

　①　ニンヒドリン反応（アミノ基との反応）　　α-アミノ酸をニンヒドリン溶液とともに加熱すると赤紫～青紫色の生成物を生じる。イミノ酸であるプロリンは黄色を呈する。

　②　坂口反応（側鎖との反応）　　アルギニンはα-ナフトールと次亜塩素酸ナトリウムと反応して赤紅色を呈する。

　(2)　**ペプチド**　　アミノ酸が 2 個以上結合したものをペプチドという。1 つのアミノ酸のカルボキシ基（–COOH）の–OH と別のアミノ酸のアミノ基（–NH$_2$）の–H が結合し、H$_2$O 分子が脱離し、ペプチド結合（–CO–NH–）が作られて、アミノ酸同士が結合する。アミノ酸が 2 つ結合したものをジペプチド、3 つ結合したものをトリペプチド、多数結合したものをポリペプチドという。ペプチド結合を図 2-15 に示す。

　ペプチドには天然に存在するものと、タンパク質分解酵素であるプロテアーゼで分解したものがある。アスパルテームは、アミノ酸の L-フェニルアラニンとメタノールとが脱水縮合してエステルを形成したフェニルアラニンメチルエステルのアミノ基と、L-アスパラギン酸のカルボキシ基とが脱水縮合してペプチド結合を形成した構造をしている。この 2 つのアミノ酸は甘くないが、結合したアスパルテームは砂糖の約 200 倍甘く、砂糖に代わる人工甘味料として広く利用されている。

　生物の体内には様々なペプチドが存在し、神経伝達作用、ホルモン作用、抗菌作用などの生理作用を有しているペプチドも多く存在する。生理機能を有しているものを生理活性ペプチドと呼ぶ。動物性食品に含まれている天然ジペプチドのカルノシン（β-アラニル–L-ヒスチジン）やアンセリン（β-アラニル 1-メチル–L-ヒスチジン）は疲労を軽減する効果が科学的に証明されている。また、ペプチドの中でヒトのホルモンとして機能しているものが存在しており、バソプレシン（血圧上昇作用）、インスリン（血糖値低下作用）、グルカゴン（血糖値上昇作用）、オキシトシン（ストレス緩和作用）などがあげられる。これらの機能性ペプチドは分子が小さく、水に対する親和性が高いことから生体内で

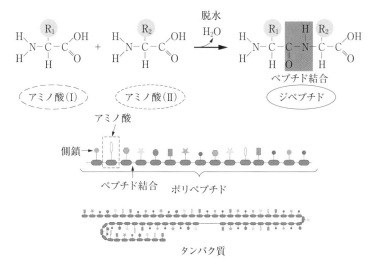

図2-15　アミノ酸のペプチド結合およびペプチドとタンパク質の基本構造

コラム2　うま味の相乗効果

　うま味の相乗効果とは、異なるうま味成分を組み合わせて使うと、感じるうま味の強さが増すという現象である。代表的なうま味物質として、アミノ酸系のグルタミン酸と、核酸系のイノシン酸やグアニル酸があげられる。グルタミン酸はコンブだし、イノシン酸はカツオだし、グアニル酸はシイタケだしに含まれるうま味物質である。

　これらのうま味物質はそれぞれ単独で味わうよりも、グルタミン酸と核酸系のうま味物質を組み合わせることで、うま味がさらに強く感じられることが科学的に証明されている。1＋1＝2ではなく、1＋1で2以上のうま味強度が感じられるということである。

　私たちの食生活における「うま味の相乗効果」の身近な例としては、「コンブとカツオ節の合わせだし」と「コンブとシイタケの混合だし」などがあげられる。例えば、コンブのグルタミン酸とカツオだしのイノシン酸が合わさることにより強いうま味のだしができ、グルタミン酸を多く含む野菜とイノシン酸を多く含む肉を組み合わせて作った煮物なども、うま味が強く、味わいが深くおいしいと感じることができる。

移動しやすいのが特徴である。

　(3)　**タンパク質の特徴**　　タンパク質はアミノ酸が多数ペプチド結合したポリペプチド鎖で、厳密には定義されていないが、一般的にアミノ酸が50以上結合したものをタンパク質と呼び、その分子量は1万から数百万近いものまで大きな幅がある。

　(a)　タンパク質の分類

　①　**構成成分による分類**　　タンパク質を構成する成分により分類すると、アミノ酸が結合したポリペプチド鎖のみから構成されている単純タンパク質と、ポリペプチド鎖に糖や脂質などのアミノ酸以外の物質が結合している複合タンパク質（表2-10）、さらにこれらのタンパク質から加熱や、酸・アルカリなどの物理的・科学的処理で生じた誘導タンパク質に分類される。

　コラーゲンの立体構造は、3本のポリペプチド鎖による右巻き3重らせん構造をもつ（図2-16）。コラーゲンを水で長時間加熱処理すると、このポリペプチド鎖が離れて切れた構造を形成する。これ

がコラーゲンタンパク質から生成した誘導タンパク質であるゼラチンである。ゼラチンになるとコラーゲンの強固だった結合組織が弱まり、筋繊維はほぐれやすくなる。またコラーゲンは水に溶けないが、ゼラチンは温めた水には溶けるなど、その性質も変化する。ゼラチンは冷却するとゲル化することから食品の加工に広く利用されている。

　②　分子の形態による分類　　タンパク質を分子全体の形態で分類した場合、球状タンパク質と繊維状タンパク質に大別される。球状タンパク質は、ポリペプチド鎖が折りたたまれ、コンパクトなほぼ球形の高分子として存在しており、大部分のタンパク質はこのような球状タンパク質である。このタンパク質の内部は疎水性アミノ酸が、表面には親水性アミノ酸が多く存在し、水中ではコロイド状に分散している。代表的な球状タンパク質にはヘモグロビンやグロブリンなどがある。

　一方、繊維状タンパク質は水に不溶性で、糸や網のように組み合わさった繰り返しの構造からなり、生体内の構造を維持する役目を担っている。代表的な繊維状タンパク質には毛髪や爪の主成分であるケラチン、皮膚や骨に含まれるコラーゲン、筋肉中のミオシンなどがある。

　③　溶解性による分類　　タンパク質は動物、植物、微生物など種類に関係なく、その溶解性により分類する方法がある。単純タンパク質の溶解性による分類を表2-11に示した。例えば、水、塩

表2-10　複合タンパク質

種類	結合物質	名称と所在
糖タンパク質	糖	オボムコイド（卵白） ムチン（唾液）
リンタンパク質	リン	カゼイン（乳） ビテリン（卵黄）
リポタンパク質	脂質	リポプロテイン（血清） リポビテリン（卵黄）
色素タンパク質	色素	ヘモグロビン（血液） ミオグロビン（筋肉）

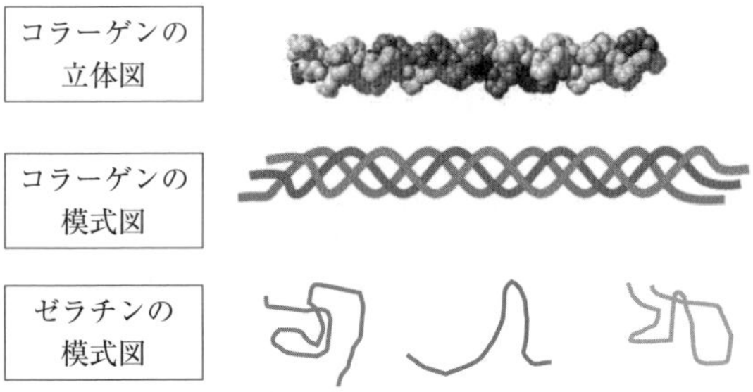

コラーゲンの立体図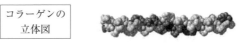

コラーゲンの模式図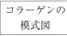

ゼラチンの模式図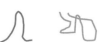

コラーゲンは3本の繊維状のタンパク質が集まり、3重らせんの鎖構造を形成している。ゼラチンは3重らせんが崩れ、ばらばらになった状態

図2-16　コラーゲンタンパク質およびゼラチンの構造

表2-11　溶解性による単純タンパク質の分類

種類	名称と所在	性質
アルブミン	オボアルブミン（卵白） ラクトアルブミン（乳） 血清アルブミン（血液）	水、塩類、酸、アルカリ性溶液に可溶
グロブリン	グロブリン（卵白） ミオシン（筋肉） グリシニン（大豆）	水に不溶 塩類、酸、アルカリ性溶液に可溶
グルテリン	グルテニン（小麦） オリゼニン（米）	水、塩類溶液に不溶 薄い酸・アルカリ性溶液に溶解
プロラミン	グリアジン（小麦） ツェイン（トウモロコシ）	水、塩類溶液に不溶 酸、アルカリ性溶液、アルコールに可溶
硬タンパク質	コラーゲン（骨） ケラチン（毛髪、爪）	水に不溶 水と加熱するとゼラチンを生じる

類、希酸、希アルカリ性の溶液に可溶性のタンパク質の総称をアルブミンといい、同様な溶解性を
もつ様々なタンパク質の総称である。アルブミンには、卵白に含まれるオボアルブミン、牛乳に含
まれるラクトアルブミンなどが含まれる。

　（b）　タンパク質の構造　　すべてのタンパク質は生体内で立体構造を形成し、生体内での機能に
適した構造や形態を有し、多くのタンパク質は立体構造を形成して初めてその機能性が発現すると
考えられている。物理的、化学的要因により高次構造が破壊された場合、タンパク質の生理活性が
失われる場合があり、構造と機能は密接に関係している（図2-16）。

　立体構造は一次、二次、三次、四次構造で構成されている。一次構造であるアミノ酸の配列がタ
ンパク質全体の構造に影響していると考えられており、タンパク質の立体構造は、X線解析、NMR
分光学などにより決定される。

　①　一次構造　　ペプチドやタンパク質のアミノ酸の結合順序のことをアミノ酸配列という。ど
の種類のアミノ酸がどのような順序で結合しているかを示すアミノ酸配列のことをタンパク質の一
次構造と呼ぶ。これらの配列はタンパク質をコードしている遺伝子情報に基づいており、アミノ酸
配列によってタンパク質の形や性質、機能が決定する。

　アミノ酸が多数結合したペプチド鎖は、その鎖の一方にアミノ基、もう一方にカルボキシ基が結
合しており、それぞれをN末端（アミノ末端）、C末端（カルボキシ末端）と呼ぶ。

　②　二次構造　　ポリペプチド鎖はアミノ酸の種類や順序により部分的に特別な立体構造を形成
している。特定のアミノ酸配列によって形成される局部的な立体構造のことを二次構造という。

　α-ヘリックス構造とβ-シート構造などがある。α-ヘリックス構造は、約3.6個のアミノ酸残基ご
とに右回りに1回転するように、ペプチドがらせん状に巻いた構造をしており、ペプチド結合して
いるカルボニル基の酸素原子と4残基離れたアミノ基の水素原子が水素結合を形成し、らせん構造
を安定に保持している。筋肉にあるタンパク質であるミオシンもα-ヘリックス構造を有している。

　β-シート構造は、2本のポリペプチド鎖が平行または逆平行に並び、向かい合うカルボキシ基の
炭素原子と、アミノ基の水素原子が水素結合で結びつき、全体的にねじれたプリーツ（折り目）状
シートを形成している。このような構造はβ構造、またはβ-プリーツシートとも呼ばれている。

　③　三次構造　　α-ヘリックス構造とβ-シート構造などの二次構造に加えて、イオン結合（アミ
ノ酸側鎖などの正と負のイオンの結合）、水素結合、疎水結合（疎水性の側鎖同士の結合）などの様々な結合
が組み合わさり、さらに折りたたまれた三次元的な空間をもった構造を三次構造という。

　三次構造を取っているタンパク質の表面には親水性のアミノ酸が多く分布し、水との親和性を高
める。離れたシステイン残基同士が橋かけ結合するジスルフィド結合（S-S結合）[7]も見られ、構造の
安定化に寄与している。また、タンパク質の機能と深く関係しているペプチド鎖の一部分がまと
まった構造を取っている場合、その部分をドメイン[8]という。

　④　四次結合　　三次構造を取った2個以上のポリペプチド鎖が、水素結合や静電結合により会

7　ジスルフィド結合（S-S結合）：2つのシステインの間で側鎖のチオール基（SH基）が互いに結合することで形成
　され、ポリペプチド鎖の離れた箇所を架橋する役割がある。ジスルフィド結合は立体構造を大きく安定化すると考
　えられている。
8　ドメイン：三次構造の一部の領域で、独立に折りたたまれた安定した領域のことを指す。それぞれのドメインはコ
　ンパクトな三次元構造を作り、タンパク質構造の中の安定なユニット部分と定義されている。

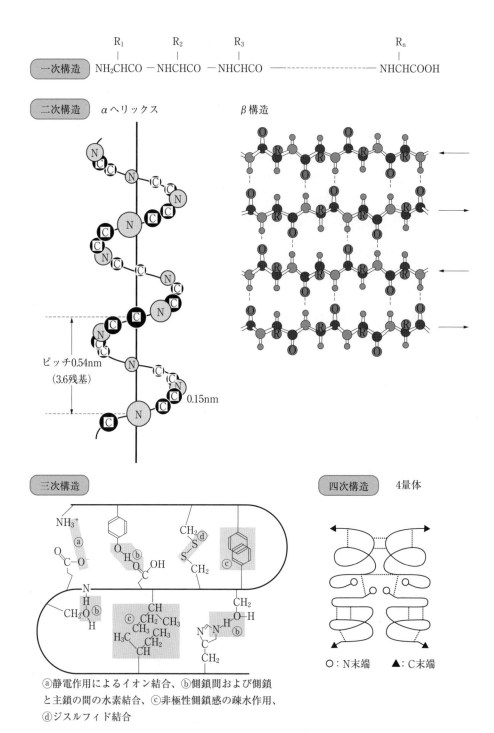

図 2-17　タンパク質の高次構造

出典）β 構造：Murray, R. K., Granner, D. K., et al, 上代淑人監訳『ハーパー生化学』丸善、1993
　　　年。三次構造：Conn, E. E., Stumpf, P. K., 田宮信雄・八木達彦訳『コーン・スタンプ生化学
　　　（第 5 版）』東京化学同人、1988 年

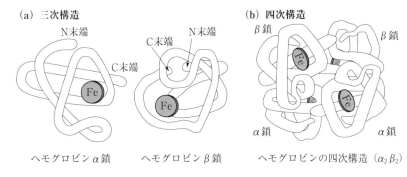

(a) 三次構造　　　　　　　　　　　　(b) 四次構造

ヘモグロビンα鎖　　　ヘモグロビンβ鎖　　　ヘモグロビンの四次構造（$\alpha_2\beta_2$）

ヘモグロビンは2種のポリペプチド（α鎖とβ鎖）が2つずつ、計4つのポリペプチドで構成され、各々のポリペプチドは鉄を含むヘム[9]を1分子ずつ含有した構造をしている

図 2-18　ヘモグロビンの高次構造

合し、さらに大きなタンパク質として存在している場合がある。このタンパク質の集合体構造を四次構造という（図2-17）。1つのタンパク質の単位をサブユニットと呼び、2つのサブユニット[10]からなるタンパク質を二量体（ダイマー）、4つのものを四量体（テトラマー）と呼ぶ。

　赤血球に存在し、酸素の運搬を担うタンパク質であるヘモグロビンは、αとβの2つのサブユニットがそれぞれ2つずつ会合し（α鎖2本、β鎖2本）、テトラマーを形成している（図2-18）。また、サブユニット同士の結合が切れることを解離という。

　(c)　**タンパク質の性質**　　タンパク質は、アミノ酸と同様に固有の分子量、等電点をもつ。

　①　**タンパク質の溶解性**　　タンパク質の溶解度は、分子表面に出ている電荷や水和状態に影響を受け、それぞれのタンパク質は固有の電荷をもつ。ある溶液のpHにおいて、タンパク質分子中の陽イオンと陰イオンの数が等しくなり、分子の荷電は相殺されてゼロとなる。このような場合の溶液のpHを等電点と呼ぶ。等電点付近ではタンパク質の水和量が減少し、溶解度は最小となり、タンパク質は沈殿する。これを等電点沈殿という。牛乳に乳酸菌を添加すると、乳酸菌が乳酸を生成するため、牛乳のpHが酸性に傾く。牛乳に多く含まれているカゼインタンパク質の等電点はpH4.6であるため、酸によりpHが低下し、pHが4.6付近になるとカゼインタンパク質が等電点沈殿を起こし、沈殿する。これがヨーグルトである。

　タンパク質は希薄な塩類溶液（食塩水、硫酸アンモニウム溶液など）によく溶解する。しかし、塩濃度を上げると添加した塩が水和するため、タンパク質と結合できる水が減少し、タンパク質は沈殿する。これを塩析といい、ろ過、遠心分離で分離できないタンパク質の分離に利用される。豆腐の製造はにがりを使った塩析の一例である。また、エタノールやアセトンなどの有機溶媒を添加した場合も、タンパク質分子間の引力が大きくなり、溶解度が低下し沈殿する。

---

9 ヘム：二価の鉄原子とポルフィリンからなる錯体である。ヘムの鉄原子が酸素分子と結合することで、ヘモグロビンは酸素を運搬している。

10 サブユニット：タンパク質分子が集合して複合体を形成して生理機能を発現する場合、複合体を構成する単位である個々のタンパク質の分子をサブユニットという。複合体を構成するタンパク質のそれぞれのサブユニットは、お互いに全く同一である場合もあるが、全く異なる場合もある。

コラム3　糖尿病診断に活用される糖化ヘモグロビン（HbA1c）

　ヘモグロビンは赤血球中に存在し、赤血球の重量の約3分の1をヘモグロビンが占めている。ヘモグロビンにグルコースが非酵素的に結合した糖化タンパク質を糖化ヘモグロビンと呼び、血液検査で調べることができる。血糖値が高くなるとヘモグロビンに結合するグルコースが増加し、グルコースが結合したヘモグロビンが増えると、糖化ヘモグロビンが増加する。
　ヘモグロビンに対する糖化ヘモグロビンの割合は、糖尿病の評価を行ううえでの重要な指標となる。食習慣や活動量の影響を受けやすい血糖値や尿糖値と比較して、生理的因子による変動がないため、糖化ヘモグロビンは過去1〜3カ月の平均血糖値を反映しており、糖尿病の疑いがある者を把握するうえで有用な手がかりであると考えられる。

②　タンパク質の検出（定性）方法

・ビウレット反応：ペプチド結合が2個以上ある場合、アルカリ性下で銅イオンと反応して錯体を形成し赤〜青紫色を発色する反応。

・キサントプロテイン反応：タンパク質中、または遊離の芳香族アミノ酸が硝酸によりニトロ化反応をして黄色を呈する反応。

③　タンパク質の定量法

・ケルダール法：窒素原子を測定する方法。タンパク質を構成する窒素の割合は比較的一定（質量比率で約16 %）であることを利用している。濃硫酸と反応促進剤を加えて窒素をアンモニア態にしてから窒素含量を求められた窒素含量に窒素−タンパク質換算係数6.25（＝100/16）を乗じて、粗タンパク質含量を求めることを利用した方法。

・ローリー法：上記のビウレット反応と、フェノール試薬がアルカリ性で、タンパク質中のチロシン、トリプトファンおよびシステインと反応して青色を呈する反応とを組み合わせた方法で、感度が高い。

・ブラッドフォード法：タンパク質に結合する色素であるクマシーブリリアントブルー（Coomassie Brilliant Blue：CBB）を用いて比色定量する方法。

④　タンパク質の変性　　物理的、化学的要因によりタンパク質の高次構造が破壊されることを変性という。変性により、外観や特性が変化する。変性では二次、三次、四次構造の構造が壊れるが、ペプチド結合は切断されないため一次構造は維持されるため、一次構造のアミノ酸配列順序は変化しない。

　変性要因は、物理的要因として、熱、圧力、凍結、乾燥、攪拌、超音波、また化学的要因として酸、アルカリ、重金属、有機溶媒などがある。変性要因と変性を利用した食品の例を表2-12に示す。豆腐やカマボコ、チーズのように、タンパク質の変性は食品の製造や加工に広く利用されている。

表2-12　タンパク質の変性を利用した食品の例

変性要因（方法）	食品の例
加熱	焼肉、目玉焼き、カマボコ
泡立て、攪拌	メレンゲ、スポンジケーキ
凍結	凍り豆腐
酸処理	しめサバ、ヨーグルト
アルカリ処理	ピータン

　変性にはいったん生理活性を失っても処理により再びもとの構造を取り戻し、活性が回復する再生も存在するが、多くの場合はもとの状態に戻らない不可逆的な変化である。
　また変性したタンパク質は、高次構造がほぐれることからタンパク質分解酵素の作用を受けやすくなり、消化性が高まる。コラーゲンを加熱変性させて

得られたゼラチンのようにゲル化する場合や、不溶化、凝固、酵素の失活のように生理機能を消失するような変化も見られる。

　(d)　タンパク質の栄養　　タンパク質は身体の構成成分として大変重要なもので、私たちは体の中にあるタンパク質を維持するために必要なアミノ酸を絶えず食べ物から摂らなくてはならない。良質なタンパク質が一定期間不足した場合、下腹部が膨れている症状をもち、死亡する危険性のあるクワシオルコル[11] と呼ばれる疾患を発症することが認められている。

　食品に含まれているタンパク質を摂取した場合、生体内でアミノ酸やペプチドまで分解された後に腸で吸収される。生体内の遊離アミノ酸は「アミノ酸プール」と呼ばれ、細胞内、細胞間、血漿中などに存在する。その後、「アミノ酸プール」である貯蔵されているアミノ酸は、体内で筋肉や体成分タンパク質合成などに再利用される。「アミノ酸プール」の一部である血漿中の遊離アミノ酸の濃度は身体の様々な調節機構により、その濃度は一定の値が維持されている。しかしながら、肝不全、腎不全などの様々な疾患においてはその制御機能が崩れ、血漿中のアミノ酸濃度を維持できなくなることが報告されている。

　食品に含まれるタンパク質の栄養価は食品の種類によって異なる。これは食品ごとにタンパク質を構成するアミノ酸組成が異なり、また消化吸収率も異なるためである。タンパク質の栄養価を評価する方法は、生物学的評価法と化学的評価法の 2 つに大別される。

　①　生物学的評価法　　タンパク質の栄養価を表す生物学的評価法には以下に示す 3 つの評価法がある。

　・PER（Protein Efficiency Ratio：タンパク効率）：摂取タンパク質 1 g あたりに対する実験用幼動物の体重増加から求める。

　・BV（Biological Value：生物価）：摂取した窒素と尿中に排出された窒素からタンパク質の生体内利用率を求める。

　・NPU（Net Protein Utilization：正味タンパク利用率）：食品中のタンパク質は種類により消化吸収率が異なるため、生物価に消化率を乗じて算出する。広く利用されている評価法。

　②　化学的評価法　　タンパク質の栄養価はアミノ酸の含量とそのバランスに影響される。自ら作り出すことができない 9 種類の必須アミノ酸は食べ物から摂取しなければならない。9 種類の必須アミノ酸がどのくらいバランスよく含まれるかについて、最高点を 100 として算出したものをアミノ酸スコア[12] と呼ぶ。ヒトのタンパク質栄養を満たす理想的なアミノ酸組成を想定し、食品中のタンパク質のアミノ酸組成と比較して評価される。

　1973 年に FAO／WHO が提案したアミノ酸評点パターンによるもので、その後 1985 年および2007 年に FAO（国際連合食糧農業機関）／WHO（世界保健機関）／UNU（国連大学）によって改良された評点パターンが一般的に用いられている（表 2-13）。

　食品中の必須アミノ酸組成を分析し、それぞれのアミノ酸値を理想とされる評点パターンの基準

11　クワシオルコル：主にタンパク質の欠乏によって発症する疾患。小児は体重あたりのエネルギー、栄養素の必要量が多いため、成人よりも小児に多く見られる。症状として、浮腫、腹部の膨張、免疫の低下などが見られる。適切な治療を行わないと短期間で死亡する場合もある。

12　アミノ酸スコア：現在最も用いられている評価法である。食品中に含まれているタンパク質を必須アミノ酸の組成から評価する方法。

表 2-13　アミノ酸の評点パターン

タンパク質あたりの必須アミノ酸量（mg/g タンパク質）							
	1973 年	1985 年		2007 年（FAO/WHO/UNU）				
アミノ酸	一般用	2～5 歳	成人	1～2 歳	3～10 歳	11～14 歳	15～18 歳	成人
イソロイシン	40	28	15	31	31	30	30	30
ロイシン	70	66	21	63	61	60	61	59
リジン	55	58	18	52	48	48	47	45
メチオニン＋システイン	35	25	20	26	24	23	23	22
フェニルアラニン＋チロシン	60	63	21	46	41	41	40	38
スレオニン	0	34	11	27	25	25	24	23
トリプトファン	10	11	5	7.4	6.6	6.5	6.3	6
バリン	50	35	15	42	40	40	40	39
ヒスチジン	―	19	15	18	16	16	16	15

出典）2007 年 FAO/WHO/UNU 合同専門協議会報告書参照

表 2-14　食品のアミノ酸スコアと第一制限アミノ酸

食品	アミノ酸スコア	第一制限アミノ酸
精白米	93	リジン
小麦（薄力粉）	56	リジン
トマト	85	ロイシン
ブドウ	83	ロイシン
アーモンド	78	リジン
ジャガイモ	100	―
大豆	100	―
シイタケ	100	―
牛肉	100	―
豚肉	100	―
鶏肉	100	―
マグロ	100	―
卵	100	―
牛乳	100	―

注）2007 年の評点パターンの成人の値より算定

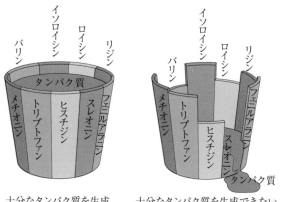

十分なタンパク質を生成　　十分なタンパク質を生成できない
（左）アミノ酸スコアが100の食品
（右）アミノ酸スコアが100以下の食品の例

図 2-19　制限アミノ酸の考え方（必須アミノ酸の桶）の理論

値で除して％を求め、その最も低い値をその食品のアミノ酸スコアと定めている。この値が 100 以下で、評点パターンの基準値に満たず不足しているアミノ酸を「制限アミノ酸」といい、最も不足しているアミノ酸を「第一制限アミノ酸」、その次に不足しているものを「第二制限アミノ酸」という。

$$\text{アミノ酸スコア} = \frac{\text{食品タンパク質中の第一制限アミノ酸含量}_{(mg/gN)}}{\text{アミノ酸評点パタンの当該アミノ酸量}_{(mg/gN)}} \times 100$$

　代表的な食品のアミノ酸スコアを示した（表 2-14）。一般的にアミノ酸スコアは、肉類、卵類、牛乳・乳製品などの動物性食品で高く、穀類などで低い。精白米や小麦の第一制限アミノ酸はリジンである。動物において餌中のリジンが欠乏した場合、普段は口にしない苦味を呈するリジン水溶液を選択し、好んで摂取することが知られている。

　各食品のアミノ酸スコアの値は生物学的評価法の値と類似性が高く、タンパク質の栄養価を正しく反映していると考えられている。9種類すべてのアミノ酸が評点パターンの基準値を満たしており、制限アミノ酸が存在しない食品では、アミノ酸スコアは100となり、アミノ酸スコアが100に近いほど「良質なタンパク質」であると評価される。

　必須アミノ酸の1つひとつを桶の板にたとえた「必須アミノ酸の桶の理論」を図2-19に示す。右側の桶のように板の高さが足りないと、水が漏れ出ることから、アミノ酸が1種類でも足りないと、十分なタンパク質が生成できないことを意味している。

3）脂　　質

(1)　脂質の定義と種類　　脂質は、化学構造によって定義されておらず、物性によって定義されている。つまり、脂質は、エーテル、ヘキサン、クロロホルムなどの脂溶性有機溶媒に溶けるものと定義されている。このため、実は、脂質とは極めて広範囲の天然化学物質があてはまる。

　具体的には、脂質の構造と脂質を構成する脂肪酸と分けて考える必要がある。例えば、パルミチン酸（炭素数16で二重結合がない飽和脂肪酸）と示されても、脂肪酸は、天然の状態では遊離した状態で存在していることは少なく、脂質の構造を構成する成分になっている。つまり、トリグリセリドやリン脂質のホスファチジルコリンなど異なる構造の脂質の構成成分になっている。

　そもそも広範囲の物質が脂質の範疇に入るため、「脂質」と一括りにいわれているが、実際によく見ると同じ脂肪酸であっても組み込まれる分子が違う場合、物理化学的特性が異なり、消化管からの吸収メカニズムが異なり、栄養学的な意義も異なってくる。われわれは、これから栄養学的に

表2-15　主な脂肪酸の分類

脂肪酸の分類					脂肪酸名	炭素数	二重結合数	含有食品
鎖長による分類	短鎖脂肪酸（炭素数4, 6）	飽和度による分類	飽和脂肪酸（二重結合なし）		酪酸	4	0	乳製品、バター
					カプロン酸	6	0	乳製品、バター
	中鎖脂肪酸（炭素数8, 10）				カプリル酸	8	0	乳製品、バター
					カプリン酸	10	0	乳製品、バター
	長鎖脂肪酸（炭素数12以上）				ラウリン酸	12	0	パーム油
					ミリスチン酸	14	0	動物油、魚油
					パルミチン酸	16	0	動物油、魚油
					ステアリン酸	18	0	動物油、魚油
					アラキジン酸	20	0	ラッカセイ油
					ベヘン酸	22	0	ナタネ油、ラッカセイ油
					リグノセリン酸	24	0	ラッカセイ油
			一価不飽和脂肪酸（二重結合1個）		パルミトオレイン酸	16	1	魚油、鯨油
					オレイン酸	18	1	植物油、動物油
			多価不飽和脂肪酸（二重結合2個以上）	二重結合の位置による分類　n-6系	リノール酸	18	2	植物油
					γ-リノレン酸	18	3	月見草油
					アラキドン酸	20	4	魚油、肝油
				n-3系	α-リノレン酸	18	3	植物油
					エイコサペンタエン酸（EPA）	20	5	魚油
					ドコサヘキサエン酸（DHA）	22	6	魚油

注）赤字：必須脂肪酸

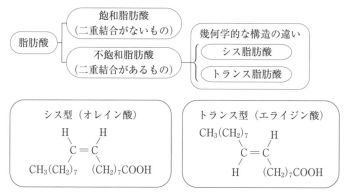

図 2-20　脂肪酸の構造

脂質を取り扱う場合は、「脂質群」という考え方をもった方が妥当だといえる。

　（a）　脂肪酸の種類　　脂肪酸は、長鎖の炭化水素の末端にカルボキシ基 (-COOH) を 1 つもっている。食品中には、炭素数は偶数個の 14～20 までのものが多い。ただし、魚食の中には、炭素数 20～22 が豊富に含まれている。

　炭素数の違いによって、短鎖脂肪酸 (炭素数 4, 6)、中鎖脂肪酸 (炭素数 8, 10) と長鎖脂肪酸 (炭素数 12 以上) という。炭素鎖が水素で飽和されて二重結合のないものを飽和脂肪酸といい、二重結合 (-CH=CH-) をもっているものを不飽和脂肪酸という。不飽和脂肪酸の中で、二重結合を 1 個もつものを一価不飽和脂肪酸、2 個以上もつものを多価不飽和脂肪酸という。

　二重結合のある不飽和脂肪酸には幾何異性体が存在しており、トランス型とシス型の 2 つの種類がある。自然界に存在する不飽和脂肪酸のほとんどはシス型で、トランス型はわずかである。

表 2-16　脂質の構造上の分類

種類	特微	例	構造
単純脂質	脂肪酸 (R-COOH) とアルコール (R'-OH) のエステル (R-COO-R')	代表的なものは、中性脂肪 (トリグリセリド)。脂肪組織にエネルギーの貯蔵体として存在	脂肪酸／脂肪酸／脂肪酸—グリセロール　トリグリセリド
複合脂質	構成元素として C、H、O のほか P や N を含む	リン脂質と糖脂質がある。生体膜 (細胞膜、ミトコンドリア膜、核膜など) の構成成分	脂肪酸／脂肪酸—グリセロール—リン酸と塩基　リン脂質
誘導脂質	単純脂質および複合脂質の加水分解産物であって水に不溶のもの	長鎖脂肪酸 (C>11) やコレステロールなど	ステロイド骨格／ヒドロキシ基　コレステロール

　　(b)　脂質の構造と種類　　健康診断の時に測定される指標の 1 つ、中性脂肪は、水に対して親和性の弱い非極性油脂である。基本構造は、トリグリセリドであり、グリセロール骨格に遊離脂肪酸がエステル結合したものである。化学エネルギーとして大半の生物体のエネルギー源として体内に貯蔵されている重要な物質である。組織の中に水のない状況下で貯蔵され、様々な組織に運ばれ、その場で酸化されてエネルギーを産生する主要な原材料として働く。

　　一方、リン脂質 (ホスホグリセリド) やスフィンゴ脂質は、両親媒性を示す極性脂質である。これらは、生体膜の主要な構成成分であり、膜の流動性などに大きな影響を与えている。また、この極性脂質から切り出された脂肪酸が生体内の様々な生理機能を引き起こす物質に変換されていく。

　　極性脂質、非極性脂質ということで分類すると上記の通りになるが、構造上に分類すると単純脂質、複合脂質、誘導脂質に分けられる。単純脂質は、グリセロールと脂肪酸が結合したものである。一般的に知られているものとしては中性脂肪があり、食事からわれわれが最も多く摂取する脂質である。なお、ヒトの体脂肪 (脂肪組織) は 20 ％が水分であるため、食事から摂取する脂質とは異なり、1 g あたり 7.2 kcal として計算される。複合脂質は、グリセロールと脂肪酸に加え、リン酸、糖類、窒素化合物などが結合したものである。グリセロリン脂質、スフィンゴリン脂質、グリセロ糖脂質、スフィンゴ糖脂質などが含まれる。誘導脂質は、単純脂質や複合脂質が加水分解されることで生じる。例えば、脂肪酸、コレステロール、そしてステロイドなどがこれにあたる。誘導脂質は、組織の構成要素、エネルギー源として利用される以外に、ホルモンをはじめとする生理活性物質としての働きももつ。

(2)　油脂の物理化学的性質

(a)　化学的性質

　　①　ヨウ素価　　脂肪酸の不飽和度を示す数値。ヨウ素価が高いと不飽和脂肪酸が多く、低いと飽和脂肪酸が多いことを示す。これは酸化に対する安定性と関係している。さらに、ヨウ素価が高い場合は液体脂、低い場合は固体脂となり物性にも影響する。

　　また、ヨウ素価が 120 以上の油脂は、自動酸化による酸化重合が早く乾燥皮膜を作りやすいため乾性油と呼ばれ、120〜90 の油脂は半乾性油、90 以下の油脂は不乾性油と呼ぶ。

　　②　酸価　　油脂中の遊離脂肪酸の量を示す値である。オリーブ油の場合は酸価に 0.5 を乗じた値がおよその遊離脂肪酸量になる。製品管理に用いられることが多く、油脂がどの程度加水分解しているかを知る指標になるため、揚げ油のように食品の水分存在下で高温処理する場合には劣化の度合いを知るには有効である。

　　③　過酸化物価　　油脂の初期の酸化で生成する過酸化物の産生量を示す。過酸化物は、油脂の自動酸化で生成し、油脂の安定性を評価する指標の 1 つである。また、油脂や油脂原料を用いた加工食品の脂質の劣化を知るために汎用的に利用されている。しかし、過酸化物は加熱によって分解するため、高温処理する油脂に対しては、低値を取るため、どの段階の油脂を対象にしているのか注意して測定値を理解する必要がある。

　　④　カルボニル価　　脂質の劣化に伴い生成した過酸化物がさらに酸化が進むとアルデヒドやケトンなどのカルボニル化合物が生成する。生成したカルボニル化合物は低分子化合物で揮発しやすい物質であるため、カルボニル価の高い脂質は酸敗臭がひどく発煙することもある。

　　⑤　けん化価　　油脂 1 g のけん化に要する水酸化カリウムの mg 数で表される。この数値は、

脂肪酸の鎖長が短く分子量が小さい場合は、大きな値を取り、逆に脂肪酸の鎖長が長く分子量が大きい場合は、小さな数値を取る。このように、油脂の分子量や脂肪酸の鎖長と相関している。炭素数 18 の脂肪酸が主成分の大豆の場合、190 前後、炭素数 12 の脂肪酸が主成分のヤシ油の場合、240 前後の値を取る。

⑥　AOM 安定度　　AOM 安定度（Active Oxygen Method）試験は、油脂の酸化安定性を測る方法である。試料中に空気を吹き込んで酸化を促進することにより、酸化誘導して短時間で安定性を測定する。測定値は、被験油脂の過酸化物価が 100 に達するのに要した時間を表す。例えば、AOM 安定性 10 時間とは、過酸化物価が 100 になるのに 10 時間を要したという意味で、数値の大きい方が酸化安定性は高いということになる。

⑦　CDM 安定度　　油脂を 120℃に保つことで強制的に空気を吹き込みながら酸化させ、酸化によって生成した揮発性成分を水中に補修する。そして、水の誘電率を経時的に測定して、酸化の度合いを測定する。CDM 安定度（Conductmetric Determination Method）も数値の大きいほど油脂の安定性が高いことを示す。

(b)　物理的性状

①　比重　　油脂の比重は、おおむね 0.91〜0.95 である。油脂の比重は、油脂を構成する脂肪酸の組成によって異なり、低級脂肪酸、不飽和脂肪酸などの含量が多いほど、また、不飽和度が高くなるに従って大きくなる。

②　比熱　　油脂の比熱は、おおむね 0.4〜0.6 である。水に比べて比熱が小さいため温度は上昇しやすい。てんぷらなどがカラッと揚がらない原因は、揚げ種を多く入れると比熱が小さいので油温が簡単に下がるためである。冷凍食品を揚げる場合、特にクリームコロッケを揚げた場合は、油温が下がるためにパンクの原因となる。

③　屈折率　　油脂の脂肪酸の鎖長が長いほど、不飽和であるほど屈折率は大きくなる。また、屈折率は油脂の不飽和度と密接に相関するため水素添加反応を制御する際には利用される。

④　色度　　油脂は、カロテノイドなどの色素を含んでいるため色がついている。色度の測定は、ロビボンド比色計を用いて測定するのが一般的である。色度は、赤、黄、青を調整して数値（Y/R/B）で表す。油脂は、加熱などにより着色し、光などで退色する。

⑤　粘度　　油脂の粘度は、構成する脂肪酸の分子量が大きくなるほど増加し、不飽和度が増すほど減少する。また、酸化によって重合した油脂も高粘度を示す。油脂が劣化し、重合することで粘度が上昇すると、細かい泡が立ってくる。いわゆる「疲れた油」になる。また、このようにすぐに劣化してしまう油脂を「腰の弱い油」という。

⑥　発煙点・引火点・発火点（着火点）　　発煙点は、油脂を加熱して煙が出始める温度を指す。油脂以外の低分子の夾雑物が多く含まれていると、発煙点は低くなる。揚げ油などは、精製状態、特に脱臭工程が悪いと低分子化合物が除去されない。また、油脂の酸敗に伴って、低分子化合物が生成する。このような場合、発煙点が下がるため、油脂の劣化の度合いの指標になる。

引火点は、加熱した油脂に火を近づけた時に油脂表面から蒸発する揮発性低分子化合物に引火する温度を指す。したがって、油脂の酸敗に伴い、遊離脂肪酸など低分子化合物が増えてくると引火点は低下してくる。

発火点（着火点）は、油脂が自然発火する温度を指す。油脂は、常圧では沸点をもたないため、温

度上昇を続けると自然発火する。水と異な
り油脂は、蒸発しないため温度の上昇を続
けていくと発火をする。この現象を知らな
いと揚げ物が原因となる火災を招くことに
なる。

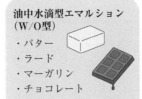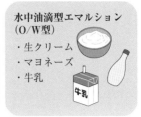

図2-21　食品の乳化

　発煙点は、油脂の種類を問わず精製油の
場合、230〜245℃、未精製の油脂では
180℃前後である。引火点は、300〜320℃。
発火点は、370〜400℃である。

(3)　油脂の乳化　　乳化とは水と油脂のように本来は混じり合わないものが、混じり合う現象の
ことを指す。この時の状態は、水か油脂の一方が細かく微粒子化し、他方に沈殿することなく均一
に浮いている状態になっている。その時、油が水に囲まれている水中油滴型エマルション（O/W型）、
油の中に水が囲まれている油中水滴型エマルション（W/O型）がある。

　加工食品の場合、乳化する時には食品添加物である乳化剤が使用される。乳化剤はその名の示す
「乳化」に使用されるだけではなく、分散、起泡、消泡、湿潤、油脂・でんぷん・タンパク質の改質
の目的で広く加工食品に利用されている。油脂の改質については、乳化剤による油脂の増粘や固化
など主に油脂の結晶化コントロールに関与している。でんぷんやタンパク質の改質に関しては、乳
化剤との複合体形成が大きく関与している。

コラム4　食品の乳化

　マヨネーズの材料は、酢、油、卵（黄身）である。三者を攪拌すると分離することなく安定に乳化し
ている。一方、ドレッシングは、酢と油でできており、両者は決して混じり合うことはない。ところが、
激しく攪拌すると一時的に混じり合う。この状態は乳化しているが、しばらく放置すると再び酢と油
は分離する。

　マヨネーズとドレッシングで異なるのは、黄身が入っているか、否かである。このように乳化の状態
を安定して保つ効果のある物質のことを「乳化剤」という。具体的には、黄身の中にはホスファチジル
コリンというリン脂質が豊富に含まれている。ホスファチジルコリンはリン脂質であり、親水性のコ
リン塩基と疎水性の脂肪酸が1分子に組み込まれている両親媒性物質であるために水にも油にもなじ
みやすい。

　このように加工食品を作る際に水と油を乳化させることは重要になる。なぜならば、1）舌触りがよ
くなる、2）品質が均質化しやすい、3）長期間保存ができる、4）消化吸収がされやすくなる、などの
効果があるからである。

---

(4)　脂肪酸、単純脂質、複合脂質の機能　　単純脂質とは、脂肪酸とアルコールのエステル、主
なものはトリグリセリドである。一方、複合脂質は、単純脂質に対するもので、リン酸、イオウ、
窒素塩基あるいは糖などを含む脂質のことを指す。一般に、単純脂質はアセトンに可溶であるが、
複合脂質は不溶であり、親油性と親水性の両親媒性である。溶媒分画法やクロマトグラフィーによ
り分離精製され、1）グリセロリン脂質（ホスファチジルコリンなど）、2）スフィンゴリン脂質（スフィ
ンゴミエリンなど）、3）グリセロ糖脂質（セミノリピドなど）、4）スフィンゴ糖脂質（セレブロシドなど）
の4種類に分けられる。

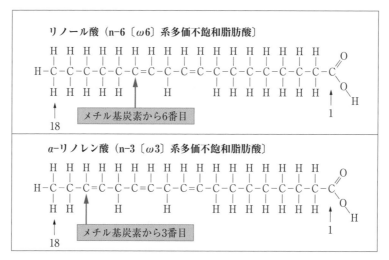

図 2-22　脂肪酸の構造

(a) 脂肪酸、単純脂質

① 必須脂肪酸　人体で生合成できない、または必要量が足りないため、食物から摂取しなければならない脂肪酸を、必須脂肪酸という。食物から必須脂肪酸を体内に取り込むと、酵素の働きによって炭素数の延長と二重結合の付加が行われ、リノール酸からはアラキドン酸、α-リノレン酸からはEPA（エイコサペンタエン酸）やDHA（ドコサヘキサエン酸）が合成される。アラキドン酸は生体膜構成成分であり、生体の機能維持のために必要とされる量が多い。そのため、一般的にはリノール酸、α-リノレン酸に加え、アラキドン酸を含めて必須脂肪酸と呼ぶ。

脂肪酸の構造は、図2-22のようにカルボキシル基の炭素（右端）からメチル基の炭素（左端）の炭素までの炭素数を鎖長という。例えば、リノール酸の場合、C18：2と表記することがある。同様に、α-リノレン酸はC18：3と表記される。この場合、「：2」は不飽和脂肪酸を2個、「：3」は同様に3個もつことを表す。よって、リノール酸は炭素数18で不飽和脂肪酸を2個もつ脂肪酸であり、α-リノレン酸は、炭素数18で不飽和脂肪酸を3個もつ脂肪酸であるということがわかる。

また、メチル基の炭素から数えて3番目の炭素が二重結合になっている脂肪酸群をn-3系脂肪酸といい、6番目の炭素が二重結合になっている脂肪酸群をn-6系脂肪酸という。

② n-3系脂肪酸　血管をしなやかにして血行をよくするなどの働きがある。心疾患や脳疾患の原因である血栓に対しても効果があるため、血流改善に対して非常に効果的な成分である。研究において心血管死を減少させたとの報告がある（Omernik, 2012）。

コレステロール値や血圧を下げる効果が認められている。これらの上昇が動脈硬化や高血圧などの生活習慣病につながるため、生活習慣病を予防する効果が期待されている（López-Alarcón, Martínez-Coronado, et al, 2011）。

DHAには、脳や神経に密接に関係しており、軽度から中程度のアルツハイマー患者に摂取させたところ、症状の改善が認められたという報告もある。神経細胞を活性化し、情報伝達をスムーズにし、脳機能を活性化させ記憶力や学習能力を高める効果もある（Stoll, Severus, et al, 1999）。

③ n-6系脂肪酸　γ-リノレン酸やアラキドン酸は、血圧やコレステロール値、血糖値の低下など人体をコントロールする生理活性物質のプロスタグランジン（2系プロスタグランジンや4系ロイコ

トリエン）を生成する材料になる。日本人が摂取する n-6 系脂肪酸のほとんどはリノール酸である。リノール酸は必須脂肪酸であるが、過剰に摂取するとプロスタグランジンを生成し、アレルギーなどの炎症と関係することが知られている。よって、適切な摂取量を心がける必要がある。

　一方、炎症系のエイコサノイドを生成するということでアラキドン酸の摂取には慎重になるべきだとされていた。しかし、乳幼児の脳の発達には欠かせない脂肪酸であることが明らかになり、コーデックス（国際的な食品規格策定機関）では粉ミルクにドコサヘキサエン酸を配合する場合は、同時にアラキドン酸の配合にも配慮することが望ましいことが言及された。また、γ-リノレン酸は血流をよくすることで動脈硬化の予防に効果がある。アラキドン酸はコレステロール値の低下や血圧の調整を行うため、高血圧の予防につながる（Dasgupta, Bhattacharyya, 2007）。

　まだまだ、脂質の機能性については、今後のさらなる研究の発展が待たれる。

（b）　複合脂質

①　リン脂質　　アルツハイマー型認知症の原因の1つとして脳内神経伝達物質であるアセチルコリンの量が減ることが指摘されている。アセチルコリンの材料であるレシチンやコリンが不足すると、神経伝達物質が生成されなくなってしまうため、徐々に記憶力の低下や認知症などを引き起こす。

　リン脂質のもつ両親媒性による乳化作用によって、血液中のコレステロールが溶け、余分なコレステロールが血管壁に溜まるのを防ぐことで動脈硬化を抑制する。

　リン脂質には、肝臓の細胞を活性化させ、肝機能を保護する働きがある。脂肪肝は肝臓に脂肪が蓄積された状態なので、リン脂質によって脂質代謝が亢進すると肝機能も高めることができる。

②　スフィンゴ糖脂質　　神経細胞などの発生や分化に伴い、その量や糖質の構造に特定の変化が見られることから、細胞内シグナル伝達を制御することによって、細胞の増殖や分化を調節していると推定される。

（5）　**脂質の消化・吸収・代謝**　　食事中の脂肪酸は、主にトリグリセリドの構造で存在する。そして、十二指腸において胆汁の胆汁酸塩とエマルションを形成した後に膵液から分泌される膵液リパーゼにより、脂肪酸とグリセロールに分解される。これらはミセルとなって、小腸粘膜細胞から吸収される。脂肪酸のうち、短鎖脂肪酸、中鎖脂肪酸は小腸の毛細血管から吸収され門脈経由で肝臓に輸送される。一方、長鎖脂肪酸とモノアシルグリセロールは、再びトリグリセリドを形成しリポタンパクであるカイロミクロンに取り込まれる。カイロミクロンは、小腸のリンパ管に取り込まれ、胸管を経て全身の大循環に合流し最終的には肝臓に到達する。

　糖質と同様にエネルギーを作った後は、二酸化炭素と水だけになる。残った二酸化炭素は吐き出す息から排泄され、水は尿や汗となって排泄される。

　エネルギーの貯蔵、供給に関する脂質の代謝は、アセチル CoA が重要な中間代謝産物であり、これから脂肪酸、ケトン体、コレステロールが合成される。食後やエネルギー余剰の場合は、脂質はアセチル CoA から脂肪酸に変換され、さらにトリグリセリドが合成されて蓄積される。脂肪酸の合成経路は、肝臓、腎臓、脂肪組織、脳などの組織に存在し、合成に必要な一連の酵素は、細胞質ゾル（cytosol）に存在している。肝臓をはじめ様々な組織で、脂肪酸およびグリセロール 3-リン酸を材料としてトリグリセリドが合成される。なお、グリセロール 3-リン酸の供給源は、解糖系で生じたジヒドロキシアセトンリン酸および遊離のグリセロールである。トリグリセリドは余剰のエネル

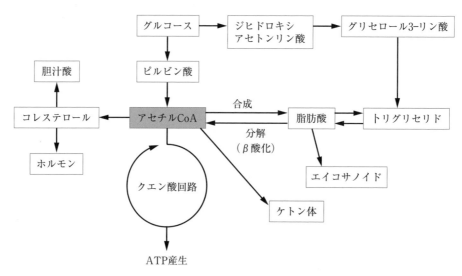

図 2-23　アセチル CoA を中心とした脂質代謝の概要

ギー源となり、その貯蔵量は体タンパク質と同程度の体重の約 20 ％程度である。

　トリグリセリドは、ヒトの脂肪組織に貯蔵され、細胞内で必要に応じて分解されて脂肪酸とグリ
セロールになる。グリセロールは解糖系に入って代謝されて ATP を産生するほか、糖新生によっ
てグルコースに変換される。一方、脂肪酸は、ミトコンドリアで β 酸化を受けてアセチル CoA に
転換された後、クエン酸回路に入って ATP を効率的に産生する。

4）ビタミン

　ビタミン（vitamin）は化学構造として共通性のない有機化合物であるが、体内において合成でき
ない、または必要な量を合成できないため、1 日あたりに摂取すべき量が微量ではあるが食品から
摂取しなければ欠乏症を引き起こす生体調節因子として必要な物質の総称である。ヒトが食品から
摂取しなければならないビタミンは脂溶性ビタミン 4 種類、水溶性ビタミン 9 種類の計 13 種類があ
る。

コラム 5　ビタミンの発見

　1910 年、鈴木梅太郎が世界で初めてビタミン B_1 の抽出に成功した。その当時の世の中では、手足
のしびれや体のだるさが症状として現れる脚気が蔓延していたが、その治療方法は確立していなかっ
たため、不治の病として知られていた。鈴木梅太郎は米ぬかに含まれる成分が脚気の予防に効果的で
あることを発見し、その成分を抽出してオリザニンと名づけた。その翌年に、ポーランドのカシミー
ル・フンクが同じ栄養成分を発見し、ビタミンと名づけて発表したところ、この名前の方が世界的に広
まり、ビタミンという言葉が一般化した。

（1）　脂溶性ビタミン　　脂溶性ビタミンはビタミン A、D、E、K の 4 種類である。脂溶性ビタミ
ンは性質上、脂肪組織に蓄積されやすく、過剰摂取による障害が起こりやすい。

（a）　ビタミン A　　ビタミン A は化学的にはレチノイドと呼ばれ、構造上、結合している官能基
の違いからレチノール（末端がアルコール）、レチナール（末端がアルデヒド）、レチノイン酸（末端がカル
ボン酸）に区別される。ビタミン A は動物性食品に多く含まれているが、植物などの色素成分のう

コラム6　ビタミンの生産

　これまでビタミンは化学合成によって作られていたが、現在では発酵法でも作られている。ビタミン B_2 は発育促進に重要な役割を果たし、不足すると口内炎や皮膚炎になる。このビタミン B_2 は *Ashbya gossypii* や *Bacillus subtilis* などの微生物により工業生産されている。ビタミン B_{12} は、タンパク質や核酸の生合成や正常な赤血球を作るのに必要であるが、化学構造が複雑なため化学合成による生産は困難であった。そこで *Propionibacterium freudenreichii* や *Pseudomonas denitrificans* などの高生産変異菌株を用いた発酵法で生産されている。ビタミン K_2 の主要な作用は、血液凝固で特に新生児では出血病予防のために投与や内服をさせる。*Flavobacterium* sp.、*Arthrobacter nicotianae*、*Bacillus natto* などの細菌で発酵生産されているが、食品では納豆に多く含まれている。またビタミン C も *Gluconobacter* や *Ketogulonicigenium vulgare* などによる発酵法が用いられている。

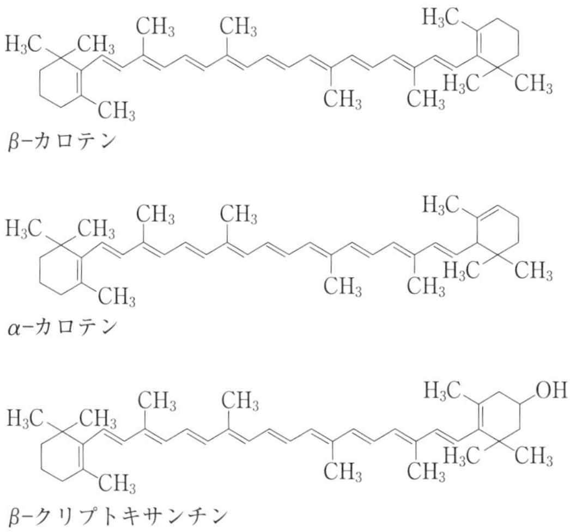

図2-24　プロビタミンAの構造

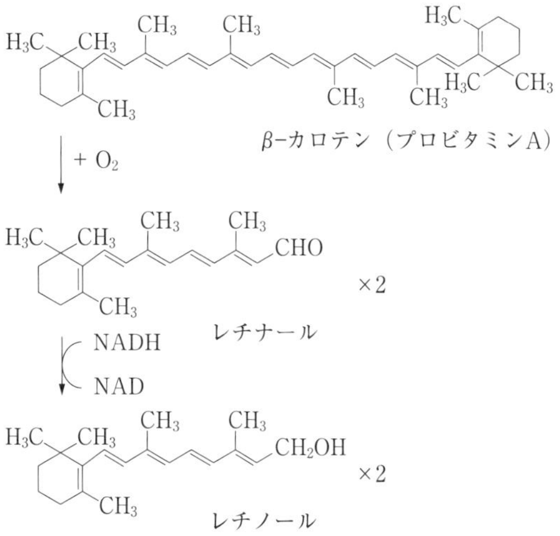

図2-25　プロビタミンAからビタミンAの生成

ち一部のカロテノイドは動物の体内でレチノールに変換されることから、これらをプロビタミン A と呼ぶ (図2-24)。カロテノイドの中でプロビタミン A として作用するのは α-カロテン、β-カロテン、β-クリプトキサンチンであるが、このうち最も効力が大きいのは β-カロテンで、α-カロテンと β-クリプトキサンチンの効力は β-カロテンの2分の1であることから β-カロテン当量として算出されている。ビタミン A の単位はレチノール活性当量として扱われているので1 μg のレチノールと1 μg のレチノール活性当量は同等である。1分子の β-カロテンからは2分子のレチノールが得られるが、体内でのカロテノイドの吸収率はレチノイドより低く、また変換効率も低いことから1 μg のレチノール活性当量に相当するカロテノイドは、β-カロテンが12 μg、α-カロテンと β-クリプトキサンチンは24 μg である (図2-25)。β-カロテン当量およびレチノール活性当量は以下の通り算出される。

$$β\text{-カロテン当量}(μg) = β\text{-カロテン}(μg) + 1/2α\text{-カロテン}(μg)$$
$$+ 1/2β\text{-クリプトキサンチン}(μg)$$

$$\text{レチノール活性当量}(μgRAE) = \text{レチノール}(μg) + 1/12β\text{-カロテン当量}(μg)$$

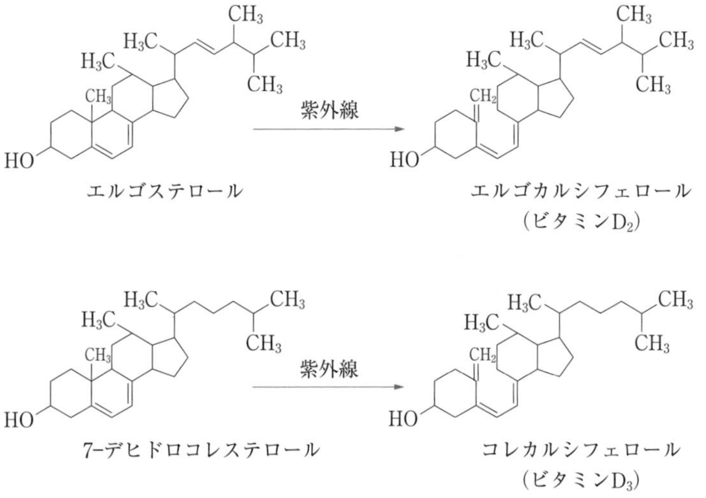

エルゴステロール　　　　紫外線　　　　エルゴカルシフェロール
（ビタミンD$_2$）

7-デヒドロコレステロール　　　紫外線　　　コレカルシフェロール
（ビタミンD$_3$）

図 2-26　ビタミン D$_2$ とビタミン D$_3$ の構造

ビタミン A は、目の網膜における明るさを感じるロドプシン[13] の生成に関わっており、ビタミン A が不足すると視覚機能に異常が起こり、夜盲症となる。ビタミン A の過剰摂取では、頭蓋内圧亢進や胎児奇形などが起こるが、β-カロテンの過剰摂取障害例は報告されていない。

（b）　ビタミン D　ビタミン D としての生理作用を示す物質は、キノコ類に多く含まれるビタミン D$_2$（エルゴカルシフェロール）と動物性食品に含まれるビタミン D$_3$（コレカルシフェロール）がある。エルゴカルシフェロールとコレカルシフェロールは側鎖の構造がわずかに異なるが、効力はほぼ等しい。

　エルゴカルシフェロールの前駆体はエルゴステロール、コレカルシフェロールの前駆体は 7-デヒドロコレステロールで紫外線の作用により変換されるため、これらの前駆体をそれぞれプロビタミン D$_2$ およびプロビタミン D$_3$ という。生体内では 7-デヒドロコレステロールはコレステロールから合成されるが、これらプロビタミン D やコレステロールは食品のビタミン D 含量には換算されない。キノコ類はエルゴステロールの含量が高いが、干しシイタケは製造過程中、紫外線を浴びることでエルゴステロールから効率よくエルゴカルシフェロールに変換される（図 2-26）。

　ビタミン D は小腸からのカルシウム吸収促進、骨代謝に関わる。不足すると骨のカルシウム含量が低下し、小児ではくる病、成人では骨軟化症を起こす。ビタミン D の過剰摂取では、高カルシウム血症、腎障害、軟組織の石灰化が起こる。

（c）　ビタミン E　ビタミン E として効力をもつ物質は、側鎖に二重結合をもたないトコフェロール 4 種（α、β、γ、δ）（図 2-27）と 3 つの二重結合をもつトコトリエノール 4 種（α、β、γ、δ）の計 8 種類がある。食品に主に含まれるビタミン E はトコフェロールであるが、特に α-トコフェロールと γ-トコフェロールが多い。トコフェロールは野菜類、魚介類、種実類、油脂類、豆類など広く

コラム7　ビタミンに似た物質

　ヒトが食品から摂取しなければならないビタミンは全部で 13 種類あるが、これ以外にもビタミンとは認められていないが、ビタミンに類似した作用を示すものもある。これらビタミン様物質の多くは生体内で合成されるものが多いためビタミンとはいわない。歴史的にはビタミン様物質がビタミンであると考えられていた。ユビキノンはビタミン Q、ヘスペリジンやケルセチンなどのフラボノイドはビタミン P、キャベツに含まれる胃粘膜を保護する成分のメチルメチオニンスルホニウムはビタミン U といわれる場合もあるがビタミンではない。

13　ロドプシン：網膜の桿体細胞にはロドプシン（rhodopsin）という物質が含まれる。ロドプシンはタンパク質のオプシン（opsin）とビタミン A の複合体で光受容器細胞に存在する色素である。視紅（しこう）とも呼ばれる。

分布しているが、大豆油などの植物油に多く含まれている。トコフェロールは抗酸化活性が高く、生体内外で不飽和脂肪酸から過酸化物質が生成するのを抑える。生体内に存在するビタミン E の大部分は α-トコフェロールであることからビタミン E の食事摂取基準（2020 年版）では α-トコフェロール量で示されている。食品保存に抗酸化剤として使用する場合には、γ-トコフェロールや δ-トコフェロールとの混合物が使用される。

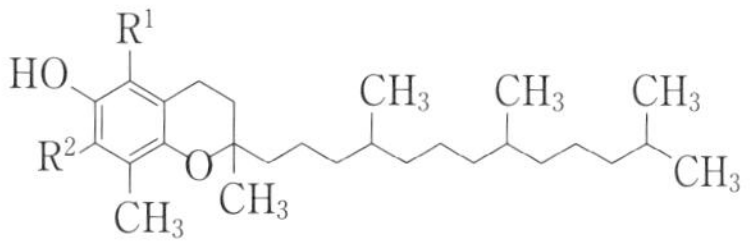

トコフェロールの名称	R^1	R^2
α-トコフェロール	CH_3	CH_3
β-トコフェロール	CH_3	H
γ-トコフェロール	H	CH_3
δ-トコフェロール	H	H

図 2-27　ビタミン E の構造

　ビタミン E が不足すると未熟児において溶血性貧血を起こし、過剰に摂取すると血液が止まりにくくなることがあるが、ビタミン E は体内に蓄積しにくいために、通常の食事の摂取では欠乏症や過剰症が見られることはない。

　(d)　ビタミン K　　ビタミン K として効力をもつ物質は、天然には緑黄色野菜などに含まれるビタミン K_1（フィロキノン）と微生物によって合成されるビタミン K_2（メナキノン）がある。メナキノンは、化学構造の側鎖を構成する炭素鎖の違いによって同族体が存在するが、特に動物性食品に多く含まれるメナキノン-4 と納豆菌が生産するメナキノン-7 が栄養学的に重要とされている（図 2-28）。微生物が関与することから納豆などの発酵食品はビタミン K_2 が含まれる。

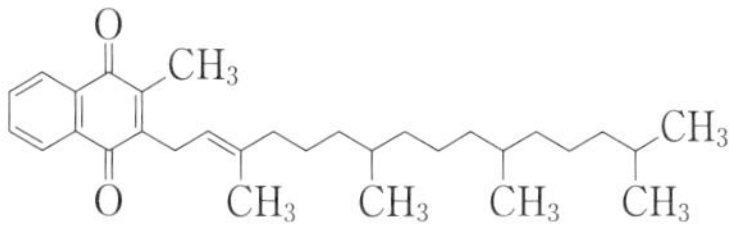

フィロキノン（ビタミン K_1）

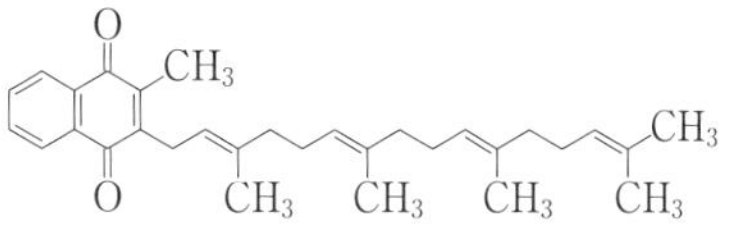

メナキノン-4（ビタミン K_2）

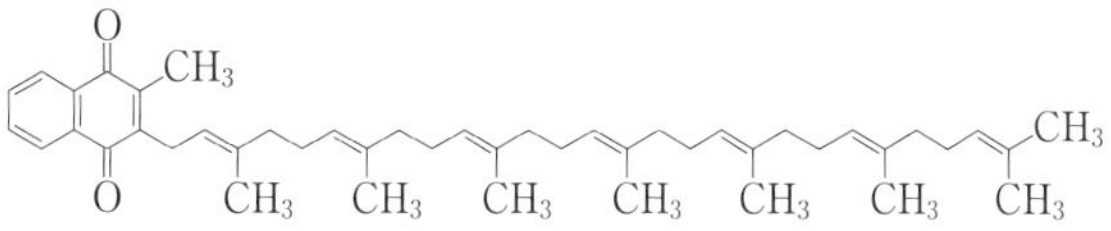

メナキノン-7（ビタミン K_2）

図 2-28　ビタミン K_1 とビタミン K_2 の構造

　ビタミン K は血液凝固因子の合成に必須であり、欠乏すると血液凝固が遅延し、乳児ビタミン K 欠乏性出血症や新生児メレナ[14] が起こる。ビタミン K は腸内細菌によっても合成されるため、成人において不足することはほとんどない。ビタミン K は骨形成の調節や血管の石灰化の抑制に関わることが知られている。

コラム8　納豆に含まれるビタミンKとは

　納豆にはビタミン K_2 が多く含まれている。ビタミン K_2 は動物性食品に含まれるメナキノン-4 と主に微生物が産生するメナキノン-7 に大別されるが、納豆のビタミン K_2 は納豆菌が産生するのでメナキノン-7 に該当する。日本食品標準成分表 2020 年版（八訂）では、成分値は原則としてビタミン K_1 と K_2（メナキノン-4）の合計量を示している。納豆ではメナキノン-7 が多量に含まれているため、メナキノン-7 の含量に 444.7/649.0 を乗じて、メナキノン-4 換算値とした後、ビタミン K 含量に合算している。

---

14 新生児メレナ：新生児期の下血による黒色便を意味し、新生児が吐血や下血などの症状を呈する病気を総称して新生児メレナと呼ばれる。

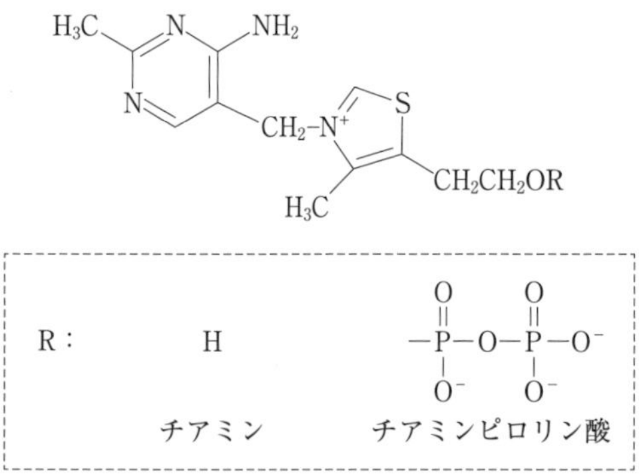

図2-29 ビタミンB₁の構造

の構造図内テキスト：

H₃C, NH₂ ... CH₂, S ... H₃C, CH₂CH₂OR

R:　H （チアミン）　　−P−O−P−O⁻ （チアミンピロリン酸）

(2) 水溶性ビタミン　ヒトが必要とする水溶性ビタミンは9種類ある。そのうちビタミンC以外の8種類はビタミンB群またはビタミンB複合体にあたる。水溶性ビタミンは食事で必要以上に摂取しても余分な量は尿と一緒に排泄されるので過剰摂取の心配はほとんどない。

(a) ビタミンB₁　ビタミンB₁の化学名はチアミン（thiamine）といい、脚気[15]を予防する因子として発見されたビタミンである。ビタミンB₁は補酵素型であるチアミンピロリン酸として糖質代謝や分岐鎖アミノ酸代謝などに関わっている（図2-29）。ビタミンB₁の比較的含量の多い食品は、豚肉や未精製の穀類、豆類などがある。遊離のチアミンは酸や光に対しては安定であるが、中性〜アルカリ性では不安定である。ワラビやゼンマイなどのシダ植物は耐熱性のチアミン分解因子が存在しているので大量摂取には注意が必要である。

チアミンは化学構造中のチアゾール環が開環しても活性は維持しつつ、また開環することで吸収性は向上する。したがって、ビタミンB₁剤として様々な誘導体が合成されており、中でもチアミンとニンニクの成分であるアリシンが結合して得られたアリチアミンは脂溶性であることから体内への吸収率が高くなる。

ビタミンB₁は、糖質の摂取量が多い場合やアルコールの多飲によって不足しやすくなるが、ビタミンB₁が欠乏すると、末梢神経系に異常をきたす脚気や中枢神経系に異常をきたすウェルニッケ脳症やコルサコフ症候群になる。またビタミンB₁は過剰に摂取しても余分なものは尿中に排泄され、比較的蓄積しにくいため、耐容上限量は設定されていない。

(b) ビタミンB₂　ビタミンB₂の化学名はリボフラビン（riboflavin）という、蛍光性の黄色物質である。生体内では補酵素型であるフラビンモノヌクレオチド（FMN）、フラビンアデニンジヌクレオチド（FAD）として酸化還元反応などに関わっており、脂肪酸代謝とも関連がある（図2-30）。ビタミンB₂はレバー、鶏卵、乳製品などに多く含まれる。乳清は遊離状態でリボフラビンを含有するため淡い黄色である。

リボフラビンは酸化や熱には比較的安定であるが、光に対しては不安定である。日光の照射によって分解されるが、光増感作用があるため日光による食品変色や異臭などの要因となる。ビタミンB₂は、皮膚や粘膜の保持に働くため、欠乏すると口内炎、口角炎、舌炎、脂漏性皮膚炎などが起こる。

(c) ナイアシン　ナイアシン（niacin）は体内において同じ生理作用を有するニコチン酸とそのアミド態であるニコチンアミドを総称したものである（図2-31）。生体内ではニコチンアミドアデニンジヌクレオチド（NAD⁺）、ニコチンアミドアデニンジヌクレオチドリン酸（NADP⁺）として多くの酸化還元酵素の補酵素として作用する。動物は必須アミノ酸であるトリプトファン60 mgからナイ

---

15 脚気：ビタミンB₁が不足して起こる疾患で、末梢神経の障害と心不全による全身浮腫（むくみ）を起こす。脚気の初期は食欲不振や倦怠感があり、次第に足のしびれやむくみ、動悸、息切れ、感覚の麻痺などの症状が現れる。さらに進行すると手足に力が入らず寝たきりとなり、そのまま放置すると心不全が悪化して死に至ることもある。

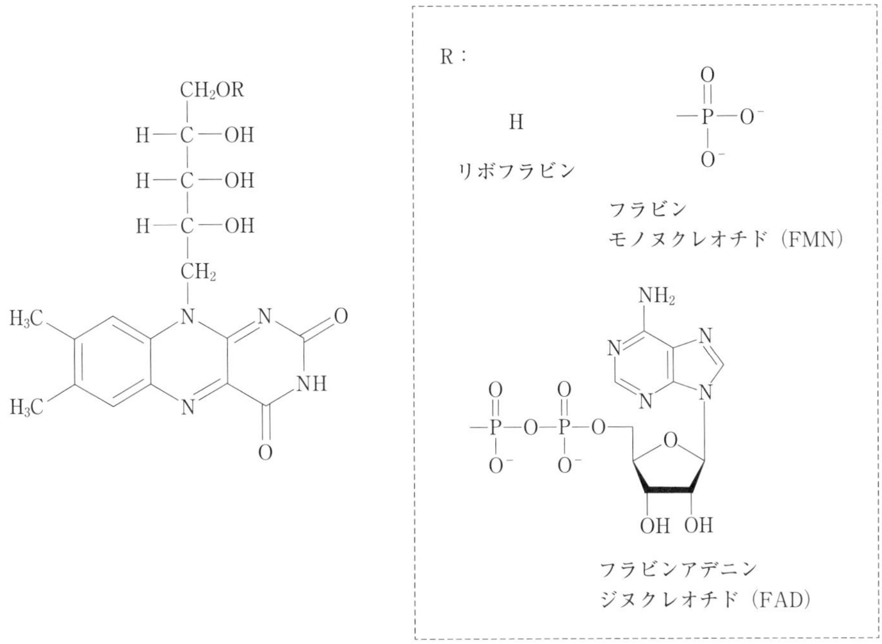

図 2-30　ビタミン B₂ の構造

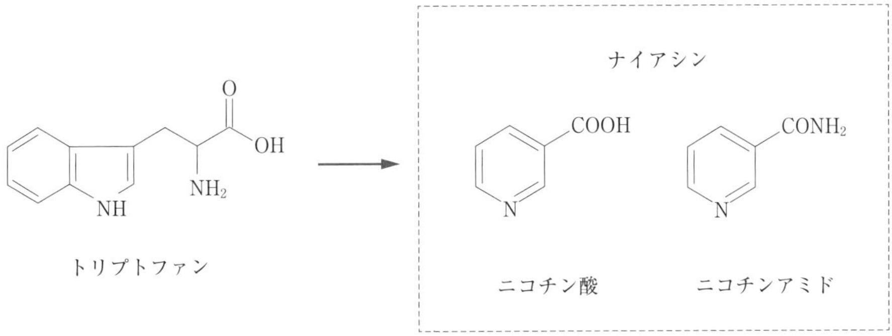

図 2-31　ナイアシンの構造

アシン 1 mg が生じるため食事摂取基準ではナイアシン当量（mgNE）として以下の通り算出される。

$$\text{ナイアシン当量(mgNE)} = \text{ナイアシン(mg)} + 1/60\,\text{トリプトファン(mg)}$$

　ナイアシンは肉類、魚肉などの動物性食品に豊富に含まれているが、植物性食品は結合型ナイアシンの形態であるためそのままでは利用率が低い。ナイアシンは熱、酸化、酸、アルカリなどに安定であることから、調理や加工における損失が少ない。ナイアシンが欠乏すると皮膚炎、下痢、精神などに症状が現れるペラグラ[16] が起こる。

　（d）ビタミン B₆　ビタミン B₆ は、ピリドキシン、ピリドキサミン、ピリドキサールで（図 2-32）、これらは動物の体内で酵素反応によって変換されリン酸エステルであるピリドキシン 5′-リン

---

16 ペラグラ：ナイアシン欠乏症のことで、手足や顔、首に皮膚炎が起こる。さらに下痢や頭痛なども起こり、進行すると脳機能に障害が起こる。

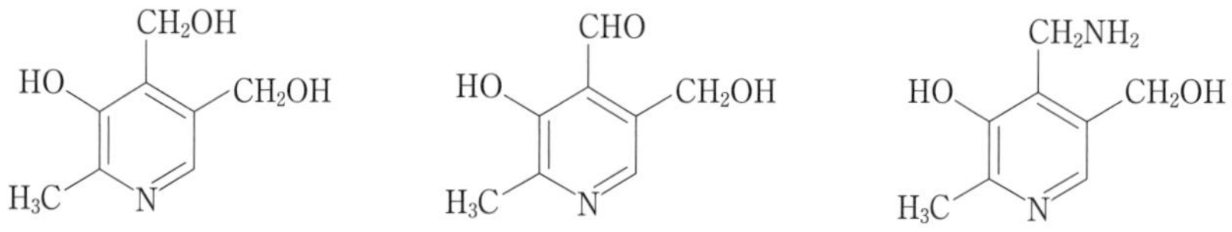

ピリドキシン　　　　　　　　ピリドキサール　　　　　　　　ピリドキサミン

図 2-32　ビタミン B_6 の構造

酸、ピリドキサミン 5′-リン酸、ピリドキサール 5′-リン酸の形態でアミノ基転移反応、脱炭酸反応の補酵素として働いている。

　ビタミン B_6 は、動物性食品では主にピリドキサール、ピリドキサール 5′-リン酸としてタンパク質に結合した状態で存在している。植物性食品に含まれるビタミン B_6 はピリドキシンが多く、結合型で存在している。ビタミン B_6 はヒトの腸内細菌が合成するため欠乏症は起こりにくいが、ビタミン B_6 が不足すると脂漏性皮膚炎、口内炎、口角症、リンパ球減少症などが起こる。また過剰摂取では感覚神経障害である感覚性ニューロパシー[17] が起こる。

　（e）ビタミン B_12　　ビタミン B_12 は、シアノコバラミン、メチルコバラミン、アデノシルコバラミンなどの総称でいずれも分子内にコバルト（Co）を含む赤色の物質である（図 2-33）。自然界では微生物のみがビタミン B_12 を合成できる。そのため植物性食品にはほとんど含まれず、ビタミン B_12 の主な供給源は動物性食品で魚介類、レバーなどである。

　食品中に存在するビタミン B_12 はメチルコバラミン、アデノシルコバラミンが多い。メチルコバラミンは葉酸や核酸の代謝に関わるメチオニン合成酵素の補酵素として働き、アデノシルコバラミ

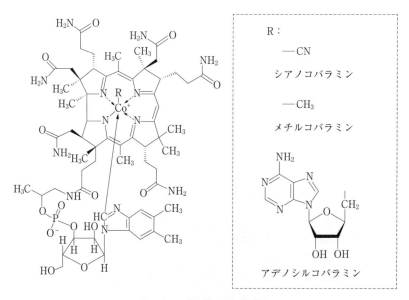

図 2-33　ビタミン B_12 の構造

---

17 感覚性ニューロパシー：全身に分布する末梢神経が障害され、手足のしびれや筋力の低下など、様々な症状が現れる病気の総称をいう。

ンはアミノ酸や奇数鎖脂肪酸の代謝に関わるメチルマロニル CoA ムターゼの補酵素として働く。ビタミン B$_{12}$ は腸内細菌によっても合成されるので、一般に欠乏症は起こりにくいが、ビタミン B$_{12}$ は胃から分泌される内因子と結合して小腸から吸収されるため、胃全摘手術をした場合には、内因子が不足することでビタミン B$_{12}$ が欠乏しやすい。ビタミン B$_{12}$ が不足すると巨赤芽球性貧血や末梢神経障害が起こる。

　(f)　葉酸　葉酸 (folic acid) は、プテロイルグルタミン酸であり、一般にはプテリジン、パラアミノ安息香酸にグルタミン酸が結合したプテロイルモノグルタミン酸をいう (図 2-34)。食品中ではグルタミン酸が数個結合した補酵素型のプテロイルポリグルタミン酸としてタンパク質と結合しているが、日本食品標準成分表 2020 年版 (八訂)、日本人の食事摂取基準 (2020 年版) ではプテロイルモノグルタミン酸相当量として表されている。

　葉酸は光や熱に不安定な物質で、ビタミン B$_{12}$ とともに赤血球の生産を助けるビタミンである。また生体内でテトラヒドロ葉酸に変換され、核酸合成やメチオニン代謝に関与する酵素の補酵素となる。葉酸の主な供給源は植物性食品で、緑黄色野菜やキノコ類に多く含まれ、動物性食品ではレバーに多く含まれている。葉酸が不足すると巨赤芽球性貧血、動脈硬化のリスクを高めるホモシステインの血中濃度上昇が起こる。また妊娠期に不足すると胎児の神経管閉鎖障害のリスクが高まる。

コラム 9　葉酸不足で巨赤芽球性貧血が起こる

　葉酸は、骨髄内での赤血球や白血球の形成と成熟に必須なビタミンである。したがって、葉酸が不足すると、細胞分裂に異常が起こり、未熟な赤血球となり、通常の赤血球の大きさよりも大きな巨赤芽球となる。巨赤芽球は成熟した赤血球にならないうちに死滅することが多く、赤血球の数が不足して貧血になる。これを巨赤芽球性貧血という。葉酸の不足により巨赤芽球性貧血が起こるが、同時にビタミン B$_{12}$ が欠乏することで赤血球の成熟が阻害され巨赤芽球性貧血を発症し、これを悪性貧血という。ビタミン B$_{12}$ が欠乏することで起こる悪性貧血は、胃の切除手術をした人に現れることが多い。胃はビタミン B$_{12}$ を吸収するために必要な内因子が分泌されるが、胃を切除したことでそれが低下し悪性貧血が起こる。

　(g)　パントテン酸　パントテン酸 (pantothenic acid) (図 2-35) は、生体内においてコエンザイム A (CoA)、アシル CoA、アシルキャリアプロテインの構成成分として細胞内に存在し、食品として摂取されると、消化管でパントテン酸となり体内に吸収される。吸収されたパントテン酸は、エネルギー産生に重要な酵素の補酵素として作用している。パントテン酸は「至るところに存在する」という意味で命名され、実際に様々な食品に含まれており、また腸内細菌によっても合成されるため、通常の食事摂取であれば不足することはない。

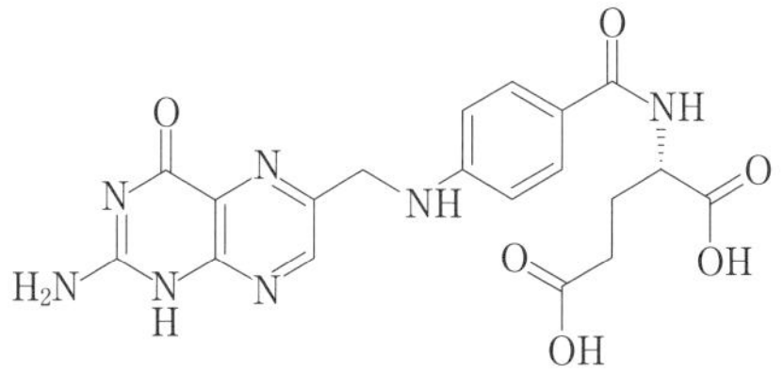

図 2-34　葉酸 (プテロイルモノグルタミン酸) の構造

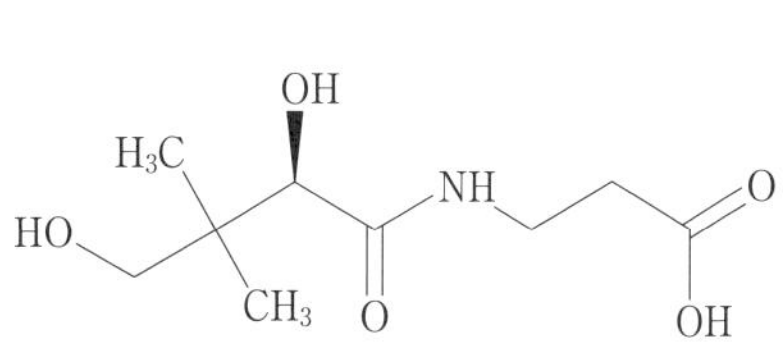

図 2-35　パントテン酸の構造

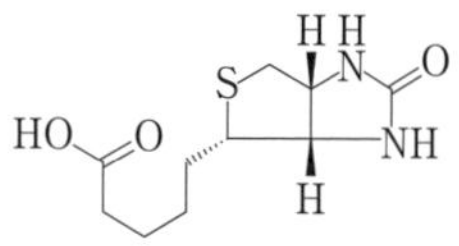

図 2-36　ビオチンの構造

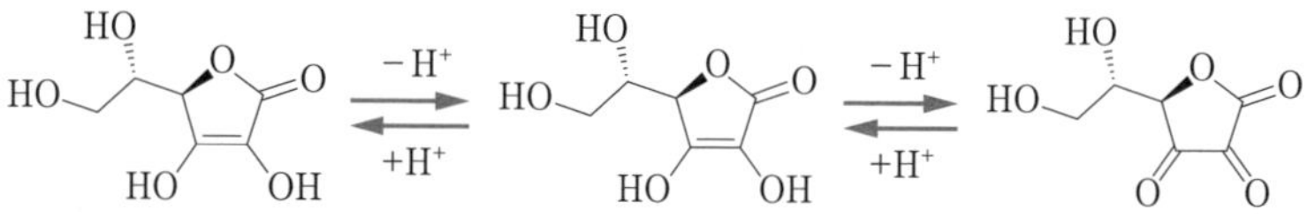

L-アスコルビン酸
（還元型ビタミンC）

L-デヒドロアスコルビン酸
（酸化型ビタミンC）

図 2-37　ビタミン C の構造

(h)　**ビオチン**　　ビオチン（biotin）（図 2-36）は、糖代謝に関与するピルビン酸カルボキシラーゼ、脂肪酸代謝に関与するアセチル CoA カルボキシラーゼやプロピオニル CoA カルボキシラーゼ、アミノ酸代謝に関与する 3-メチルクロトニル CoA カルボキシラーゼの補酵素として作用している。ビオチンは、熱、光、酸に対して安定であるが、アルカリに対しては不安定である。

ビオチンを多く含む食品は、レバー、種実類、卵黄、牛乳、魚介類などであるが、卵白に含まれる糖タンパク質のアビジンは、ビオチンと結合して消化管からのビオチンの吸収を阻害する。生卵を大量に摂取するとビオチン欠乏症が起こるが、アビジンは加熱すると変性してビオチンとの結合能を失う。ビオチンが欠乏すると皮膚炎、舌炎、食欲不振、吐き気、憂鬱感など、様々な症状が起こる。

(i)　**ビタミン C**　　ビタミン C の化学名は、L-アスコルビン酸（L-ascorbic acid）である。L-アスコルビン酸は強い還元作用を有することから、食品の変色や風味劣化を防ぐので、品質保持の目的で酸化防止剤として広く使用されている。生体内におけるコラーゲン合成には必須であり、ビタミン C が不足すると血管がもろくなり壊血病[18]になる。

食品中のビタミン C は、還元型の L-アスコルビン酸または酸化型の L-デヒドロアスコルビン酸として存在している。両者は互いに相互変換が起こるため、ビタミン C としての活性はほぼ等しい（図 2-37）。ビタミン C はかんきつ類などの果実類、野菜類に広く分布するほか、レバー、茶葉、ジャガイモなどにも多く存在する。

5）無機質（ミネラル）

人体には約 60 種類もの元素が存在するといわれているが、現在、必要性が認められているものは 16 種類とされる。

人体を構成する元素のうち、炭素、水素、酸素、窒素で全体の約 96 % を占め、人体の有機化合物と水を構成しており、これら以外の生体構成元素を無機質（ミネラル）という。体内に 10 g 以上存在し、1 日の必要量がおよそ 100 mg 以上となる無機質を多量ミネラル、1 日の必要量がおよそ 100 mg 未満である無機質を微量ミネラルという（表 2-17）。

日本食品標準成分表 2020 年版（八訂）には、イオウ、塩素を除く多量ミネラル 5 元素とコバルトを除く微量ミネラル 8 元素の成分値が記載されている。

食品の灰分とは、食品を 550 ℃で燃焼させた時に残る灰の量で、食品の水分と有機化合物が除か

18　壊血病：ビタミン C の欠乏により起こる疾患で、体内のタンパク質を構成するアミノ酸であるヒドロキシプロリンの合成が低下し、組織間をつなぐコラーゲンや象牙質、骨の間充組織の生成と保持に障害を受ける。これがさらに微小血管の損傷へとつながり、脱力や体重減少、鈍痛に加え、出血、歯の脱落、創傷治癒の遅れ、低色素性貧血、易感染性、古傷が開くなどの症状が見られる。

れた無機質の総量とされるが、状態により炭酸塩を形成したり、塩素の一部が失われたりして、灰分と無機質総量は一致しないことが多く、灰分は無機質総量の概量として捉えるのが適切である。

（1）　生体における無機質の機能

（a）　**生体構造の維持**　　カルシウム、マグネシウム、リンなどは骨や歯などの硬組織を構成する主要成分である。鉄は血液や筋肉、リンはリン脂質、イオウはタンパク質など生体内の有機化合物の構成成分となっている。

（b）　**体液の恒常性の維持**　　体液中のカリウム、ナトリウム、カルシウム、マグネシウム、リンなどは体内の酸・塩基平衡や浸透圧の調節、神経の伝達、筋肉の収縮などに関わっている。

（c）　**生理活性物質の構成**　　マグネシウム、マンガン、亜鉛、ヨウ素、コバルトなどは、酵素の補助因子やホルモン、ビタミンの構成成分となっている。

（2）　食品における無機質の機能

（a）　**色素成分の構成**　　鉄はヘモグロビンやミオグロビン、マグネシウムはクロロフィルに含まれ、食品の色調変化に関与している。また、食品中の色素成分と無機質がキレート化合物を形成することにより、色調変化などの原因となる。

（b）　**高分子ゲルの形成**　　ナトリウム、カルシウム、マグネシウムなどはゲル化に関与し、低糖度ジャムや豆腐、コンニャクなどの加工食品の製造に利用されている。

（c）　**味の付与**　　アルカリ金属とハロゲンとの無機塩やアルカリ金属と有機酸との有機塩は、塩味を呈するものが多い。塩味は陽イオンと陰イオンの両方に依存しているが、純粋な塩味を呈するものは、塩化ナトリウムだけである。

（d）　**酸化反応の触媒作用**　　鉄や銅などは、油脂やアスコルビン酸などの酸化を促進し、アミノ・カルボニル反応などの成分間反応にも影響する。

（3）　多量ミネラル

（a）　**カルシウム**　　カルシウムは、人体に最も多く存在する無機質で体重の1〜2％を占めている。カルシウムの約99％は骨や歯に含まれ、リンとともにヒドロキシアパタイト結晶 $[Ca_{10}(PO_4)_6(OH)_2]$ として存在し、残り約1％がタンパク質と結合したり、カルシウムイオンとなって細胞や血液中に存在する。人体のカルシウムイオン濃度は常に一定に保たれ、神経細胞の興奮、筋肉の収縮、血液凝固、ホルモン分泌など生命活動の維持に重要な役割を果たしている。

　カルシウムが欠乏すると、幼児ではくる病、成人では骨軟化症や骨粗鬆症の発症につながり、過剰摂取は、高カルシウム血症、軟組織の石灰化、泌尿器系結石、鉄や亜鉛の吸収障害、便秘などを引き起こす。カルシウムの吸収率は低く、年齢によっても異なり成人では25〜30％とされる。また、食品の種類、同時に摂取する食品成分も吸収率に影響する。カルシウムの給源は、乳および乳製品、

表2-17　多量ミネラルと微量ミネラル

分類	ミネラル	体内保有率（％）
多量ミネラル	ナトリウム	0.14
	カリウム	0.20
	カルシウム	1.4
	マグネシウム	0.027
	リン	1.1
	塩素*	0.12
	イオウ*	0.20
微量ミネラル	鉄	0.0060
	亜鉛	0.0033
	銅	0.00010
	マンガン	0.00002
	ヨウ素	0.00002
	セレン	
	クロム	0.000003
	モリブデン	0.00001
	コバルト*	

注＊）　日本人の食事摂取基準2020年版・日本食品標準成分表2020に収録されていない

出典）ICRP, Report of the Task Group on Reference Man, 23, 1974, pp.327–328

表 2-18　カルシウムの吸収促進因子と吸収阻害因子

吸収促進因子	吸収阻害因子
カルシウムとリンの比率が 1 : 1〜1 : 2 程度であること	リンの過剰摂取
ビタミン D	フィチン酸
塩基性アミノ酸（リシン・アルギニン）	シュウ酸
乳糖・オリゴ糖	食物繊維の過剰摂取
乳酸・クエン酸などの有機酸	アルコールなど
ビタミン C	
カゼインホスホペプチド（CPP）など	

小魚類、緑黄色野菜などであるが、カルシウムの吸収を促進する成分を多く含む乳および乳製品は吸収率 30〜40 ％と高く、吸収阻害因子のシュウ酸を含むホウレン草、フィチン酸を含む穀類や豆類からの吸収率は低い（表 2-18）。

　ゲル化剤としての性質をもつカルシウムは、豆腐の凝固剤である硫酸カルシウム（すまし粉）、コンニャクの凝固剤である水酸化カルシウム（消石灰）の成分となっており、果実に含まれる低メトキシペクチンや海藻に含まれるアルギン酸をゲル化させて製造する加工食品にも利用されている。

　（b）　リン　　リンは、人体に含まれるミネラルの中でカルシウムに次いで多く、成人の生体内には 600〜800 g 存在するとされている。その 85 ％は骨や歯に、14 ％が軟組織や細胞膜、1 ％が細胞外液に存在する。骨や歯の形成だけでなく、ATP の形成や、核酸、リン脂質、様々な補酵素の構成元素としても重要なミネラルであるが、多くの食品に含まれているため、通常の食生活の中で不足することはない。加工食品には食品添加物としてもリンが多く含まれているため、過剰摂取を回避することが重要といえる。

　（c）　カリウム　　カリウムは、細胞内液の主要な陽イオンで、浸透圧や酸・塩基平衡の維持、神経や筋肉の興奮伝達などに関わる重要なミネラルである。野菜や果物などに多く含まれているが、ゆで操作などによって減少する。

　日本人の摂取量が多いナトリウムの尿中排泄を促すためにもカリウムの摂取は重要と考えられている。日常生活の中では、下痢や多量の発汗、利尿剤の服用などでカリウム欠乏を引き起こすことがあっても、通常の食生活で欠乏症を引き起こすことは考えにくいが、欠乏して低カリウム血漿になると筋力低下、疲労、不整脈などの症状を引き起こす。サプリメントなどの過剰摂取がなければ、過剰症のリスクも低いとされるが、高カリウム血漿では、四肢のしびれ、筋力低下、嘔吐、不整脈などの症状が現れる。

　（d）　ナトリウム　　ナトリウムは、細胞外液の主要な陽イオンで、細胞外液量を維持しカリウムとともに浸透圧、酸・塩基平衡の維持、神経や筋肉の興奮伝達などに関わる重要なミネラルであり、胆汁、膵液、腸液などの構成成分でもある。

　日本人のナトリウム摂取量は、食塩に依存するところが多く、過剰摂取による高血圧症などの生活習慣病の発症や重症化を防ぐことが重要とされている。

　食品中でナトリウムはナトリウム塩またはナトリウムイオンとして存在し、ナトリウムの摂取量は食塩相当量で表すことが多い。食塩相当量は、以下の式で算出される。

　　　食塩相当量(g) ＝ ナトリウム(g) × 58.5/23 ＝ ナトリウム(g) × 2.54

　日本人の食事摂取基準（2020 年版）では、ナトリウムの食事摂取基準が、食塩相当量にして 18 歳以上の男性 7.5 g/日未満、女性 6.5 g/日未満としている。

（e）　マグネシウム　　マグネシウムは、成人の生体内に約25g存在し、その50〜60％が骨に存在して骨の弾性に関与しているほか、多くの酵素反応や筋肉の収縮、神経の伝達、エネルギー産生に関しても重要なミネラルである。

クロロフィルの構成元素で、緑黄色野菜や藻類、豆類などに多く含まれる。豆腐の凝固剤であるにがりの主成分は、塩化マグネシウムである。サプリメントによる過剰摂取は、下痢を引き起こすことが知られている。

（f）　塩素　　塩素は、細胞外液の主要な陰イオンで、浸透圧や酸・塩基平衡の維持に欠かせないものであり、胃酸（HCl）の構成成分としてタンパク質の消化に関与している。大部分は食塩として摂取されている。

（g）　イオウ　　イオウは、含硫アミノ酸、ビタミンB1、ビオチン、におい成分である揮発性含硫化合物、海藻に含まれるアガロペクチン、フコイダンなどの構成成分となっている。生体内には約120g含まれ、卵類、肉類、魚介類などタンパク質源となる食品に多く含まれている。還元性をもつ二酸化イオウは、食品添加物の酸化防止剤・漂白剤としてカンピョウやワインに使用されている。

（h）　鉄　　鉄は微量ミネラルの中では最も多く、成人男性で約4g、成人女性では3g前後が生体内に存在する。生体内の鉄の約70％は機能鉄としてヘモグロビン、ミオグロビン、カタラーゼなどの構成成分となり、残りの約30％は貯蔵鉄として肝臓や脾臓にフェリチンなどの鉄結合タンパク質、血液中に鉄輸送タンパク質トランスフェリンとして存在する。

女性は月経による鉄の損失や妊娠・授乳中の鉄の需要増加のため、鉄欠乏性貧血になりやすい。

鉄の吸収率には、食品に含まれる鉄の形態や同時に摂取する食品成分、摂取する人の体内における鉄の保有状況などによる影響が大きい。食品中の鉄には、ポルフィリン環の中心に二価の鉄イオンが配位結合したヘム鉄（図2-38）と鉄イオンがポルフィリン錯体を形成していない鉄含有化合物である非ヘム鉄がある。

肉類や魚介類などの動物性食品に含まれる鉄は、吸収率が20〜40％と高いヘム鉄が多く、野菜類や藻類などの植物性食品に含まれる鉄は、吸収率が約5％と低い非ヘム鉄がほとんどである。2020年版の食事摂取基準の算定にあたっては、日本人の鉄の給源が植物性食品中心であることから妊娠期の女性を除き鉄の吸収率を15％としている。

鉄が多く含まれる食品は、レバー、アサリなどの貝類、ヒジキ、ホウレン草などの緑黄色野菜、大豆などの豆類、種実類などである。

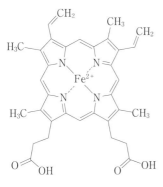

図2-38　ヘ　ム　鉄

表2-19　鉄の吸収促進因子と阻害因子

吸収促進因子	吸収阻害因子
ミートファクター（動物性タンパク質）	タンニン
ビタミンC	フィチン酸
クエン酸・乳酸・コハク酸などの有機酸	食物繊維の過剰摂取
ヒスチジン・システインなどのアミノ酸	
ブドウ糖・乳糖などの還元糖	

鉄の欠乏は、鉄欠乏性貧血の原因となり、運動機能、認知機能の低下にもつながる。鉄は、通常の食事で過剰症を起こすことはないが、サプリメントなどによる過剰摂取では、組織への鉄の蓄積が慢性疾患を引き起こすことが報告されており、遺伝性疾患としては、肝臓などに過剰な鉄が沈着するヘモクロマトーシスがある。

（i）　亜鉛　　亜鉛は、生体内の微量ミネラルとしては鉄に次いで多く、約 2000 mg 含まれ、200種類以上の亜鉛含有酵素の構成成分として核酸の合成、舌の味蕾形成、遺伝子発現の制御、アルコールの分解、呼吸など重要な生理機能に関わっている。

亜鉛の欠乏症としては、皮膚炎や味覚障害、慢性下痢、免疫機能障害などがあり、小児では成長遅延、性腺発育障害なども知られている。リン酸化合物の食品添加物が含まれる加工食品の取りすぎは、リン酸による亜鉛の吸収阻害を引き起こし、味覚障害につながる場合もある。

亜鉛は、魚介類（特にカキ貝）や肉類、種実類、ピュアココア、緑茶などに多く含まれるが、通常の食品で過剰摂取を生じることはない。しかし、サプリメントや亜鉛強化食品の継続的な摂取が銅の吸収を阻害し銅欠乏、貧血、胃の不快感などを引き起こすことがある。

（j）　銅　　銅は、生体内に約 100 mg 含まれ、約 65 ％が筋肉や骨、約 10 ％は肝臓に存在している。約 10 種類の酵素の補因子として作用し、エネルギー産生や神経伝達物質の産生、活性酸素除去などに関与しているほか、セルロプラスミン[19] の構成成分として鉄の代謝にも関わっている。食事による銅の欠乏や吸収障害は、鉄投与に反応しない貧血、白血球や好中球の減少、骨異常、コレステロールや糖代謝異常などを引き起こす。

銅は、銅タンパク質であるヘモシアニンを含むイカやタコなどの軟体動物、エビ、カニなどの甲殻類のほか、レバー、大豆、種実類などに多く含まれ、通常の食品で過剰摂取を生じることはないが、サプリメントなどの多量摂取が過剰症を引き起こす可能性がある。

（k）　マンガン　　マンガンは、生体内に 10〜20 mg 存在し、マンガンスーパーオキシドジスムターゼやピルビン酸脱炭酸酵素などの構成成分として、また、酸化還元酵素、加水分解酵素、転移酵素など様々な酵素の活性に関与して生体内組織に分布している。

■ コラム10　銅過剰症 ウィルソン病・銅欠乏症 メンケス病 ■

ウィルソン病は、胆汁への銅排泄に障害が生じることで発症する銅過剰症で、銅が肝臓、腎臓、脳、眼などの組織に蓄積して肝機能障害、神経障害、精神障害などを引き起こす常染色体劣性遺伝疾患である。

治療には銅の排泄を促進する銅キレート剤や腸内での銅の吸収を阻害する薬剤が用いられ、銅の含量が高い食品については避けるべきであるが、薬をきちんと服用することにより症状を抑えることができ、常に銅の摂取を厳しく制限する必要もなくなる。発生頻度は 3 万人から 3 万 5000 人に 1 人といわれ、早期に発見して適切な治療を受けた場合は予後良好なことが多い。

メンケス病は X 染色体劣性遺伝で、原則的に男性に発症する銅欠乏症である。銅を輸送する酵素の遺伝子異常により銅が吸収されず中枢神経細胞の銅欠乏、銅を構成元素とする酵素の不活性化により脳障害、結合組織異常などが起こり、感染症にかかりやすく重症になりやすい。根本的な治療法はなく、発生頻度は約 12 万人に 1 人といわれている。

---

19 セルロプラスミン：血漿中で銅と結合している糖グロブリンタンパク質で、鉄の酸化還元に関与する酵素タンパク質。ウィルソン病では先天的に欠損している。

穀類や豆類、種実類などの植物性食品に多く含まれ、日本人は、特に煎茶（玉露）からの摂取量も多いといわれている。

マンガンは約 25 ％が骨に存在し、欠乏すると骨の異常や成長障害、妊娠障害などが報告されている。また、サプリメントの過剰摂取や極端な菜食主義などによって過剰症が引き起こされる可能性もある。

(l)　ヨウ素　　生体内のヨウ素は 70〜80 ％が甲状腺に存在し、細胞の活動、末梢組織の成長、エネルギー代謝などに関わる甲状腺ホルモンの構成成分として重要な機能を果たしている。

ヨウ素欠乏は、甲状腺刺激ホルモンの分泌亢進、甲状腺腫を引き起こし、甲状腺機能を低下させるが、日本には藻類を摂取する食文化があるため、一般的には日本人のヨウ素摂取量は十分であるとされている。ヨウ素は、過剰摂取でも甲状腺へのヨウ素輸送が阻害され、甲状腺ホルモンの合成が低下して甲状腺機能低下、甲状腺腫が引き起こされる。

ヨウ素は、コンブや干しヒジキなどの藻類や魚介類など海産物に豊富である。

(m)　セレン　　セレンはセレノタンパク質（セレノプロテイン）[20]の構成成分で、グルタチオンペルオキシダーゼやヨードチロニン脱ヨウ素酵素などとして生体内の抗酸化システムや甲状腺ホルモンの活性化に関わっている。セレンの欠乏症としては、心筋症の一種である克山病が知られている。

セレンは魚介類に多く、植物性食品や畜産物では栽培土壌や飼料中のセレン含量に依存するとされ、日本人の通常の食生活では、過剰症が起こる可能性は低いが、サプリメントなどの過剰摂取では、毛髪と爪の脆弱化・脱落、胃腸障害、皮疹、神経系異常などの中毒症状を引き起こす場合もある。

(n)　クロム　　クロムは穀類、藻類、魚介類、肉類に含まれ、通常の食事で欠乏症や過剰症を引き起こすことはないと考えられている。土壌汚染や地下水汚染で問題になる六価クロムは、人為的に産出されたもので極めて強い毒性をもつが、自然界にはほとんど存在せず、食品中のクロムは三価クロムである。クロムはインスリンの作用を活性化し、糖質代謝の正常化などに関与するクロモジュリン[21]の構成成分として重要である。

(o)　モリブデン　　モリブデンは、キサンチンオキシダーゼ、アルデヒドオキシダーゼ、亜硫酸オキシダーゼなどの補酵素として、肝臓や腎臓における酵素活性に関与している。モリブデンは穀類や豆類に含まれ、これらの食品の摂取量が多い日本人の通常の食生活では欠乏症はないと考えられている。

(p)　コバルト　　コバルトはビタミン B_{12} の構成成分で、コバルトの生理機能はビタミン B_{12} に関わることがほとんどである。したがって、コバルトの不足はビタミン B_{12} 欠乏につながり、巨赤芽球性貧血（悪性貧血）などの原因となる。

ビタミン B_{12} はヒトの腸内細菌で合成もされるが、植物性食品にはほとんど含まれないため、動物性食品から摂取する必要があり、厳格な菜食主義者やビタミン B_{12} の吸収に必要な胃の内因子が分泌されない状態の人では不足することがある。

20　セレノタンパク質（セレノプロテイン）：アミノ酸残基に、含硫アミノ酸のイオウをセレンに置き換えたセレノアミノ酸を含むタンパク質。

21　クロモジュリン：4 つの三価クロムが結合しているオリゴペプチドで、インスリン受容体に結合し、細胞内へのインスリンの刺激伝達を促進する。

❸　二次機能（嗜好機能）

　食品の機能のうち二次機能とは、食品の嗜好、つまり「おいしさ」に関わる機能をいう。食物の「おいしさ」は、食物の状態のみならず、喫食者自身の生理状態や心理状態、食経験や食文化、さらに外部環境や食に関わる情報なども関与し、これらが相互に影響を与え、総合的に作り上げられたものである。食物の状態を構成する要因には、色、味、香り、食感（テクスチャー）などがあり、ヒトの五感に働きかけることによって、おいしさを左右する。

1）水　　分

　新鮮な野菜はシャキシャキとみずみずしいが、鮮度が低下し水分が失われてくると萎れてくる。一方、せんべいやスナック菓子は封を開けたばかりの時はパリパリ、サクサクとした食感であるが、時間が経過し湿気てくると、食感が損なわれる。このように、食品中の水分はその量や存在の仕方によって、おいしさ、特に食感に大きな影響を与える。

　(1)　水の構造と性質　　水の分子は、酸素原子1個に水素原子2個が104.5°の結合角で結合してできた物質である（図2-39）。酸素と水素の間は共有結合によって結合しているが、水素に比べて酸素の方が電子を引き寄せる力（電気陰性度）が大きいことから、分子内の電子は、酸素原子側に偏っている。すなわち、分子内に電子が密でやや負（マイナス）になった部分と、電子が希薄でやや正（プラス）になった部分とが存在する。このように、分子内でマイナスとプラスの偏りがある分子のことを、極性分子といい、水分子はその代表的な物質である。

　水分子の水素原子は、正に帯電していることから、他の水分子の負の部分、すなわち酸素原子を引きつけ、静電気的な力（クーロン力）によって弱い結合を作る。水素原子を介して結合を作るので、この結合を水素結合という。

　水素結合は、水以外の他の分子との間にも形成することができる。分子内にヒドロキシ基（–OH）やアミノ基（–NH₂）、カルボニル基（–CO–）、カルボキシ基（–COOH）をもつ分子は、それらの水素原子、酸素原子、窒素原子と水分子との間に水素結合を形成する。分子の中で、水との間の水素結合に関与する極性基の割合が大きくなると、その分子全体が水分子で囲まれた状

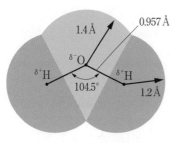

図2-39　水分子の構造

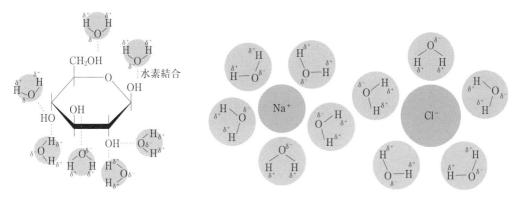

図 2-40　分子の水和（グルコース）　　　　　図 2-41　イオンの水和（塩化ナトリウム）

態になる。これを水和といい、その物質が「水に溶けている」ことを意味する。グルコースが水に
よく溶けるのは、分子内に多くのヒドロキシ基をもつためである（図 2-40）。また、例えば食塩（塩
化ナトリウム NaCl）のようにイオンに分かれる物質では、Na^+ の周りに水分子の負に帯電する酸素を
向け、Cl^- の周りには水分子の正に帯電する水素を向けて取り囲むことによって、水に溶けた状態
を維持することができる（図 2-41）。

（2）**食品中の水**　　食品は多くの水を含んでいる。ヒトが 1 日に摂取する水の量は約 2500 mL で
あるが、そのおよそ半分は食品に含まれる水分である。食品中の水分は、食味や食感に関わるばか
りでなく、調理・加工や、保存性にも影響を与える。

食品中の水は、他の成分とどの程度強く結合しているかによって、結合水と自由水の大きく 2 つ
に分類される。

結合水は、水素結合やイオン結合によって他の成分と結合している水分子を指し、成分の表面に
直接結合している単分子層吸着水と、その周りに水 2～3 分子の層になって存在する多分子層吸着
水（準結合水）がある（図 2-42）。いずれも食品成分によって束縛されていることから、自由に動くこ
とができない。自由水は、さらにその外側に分布する水分子で、食品成分によって結合されていな
いため、自由に運動することができる。これらの結合状態の違いは、食品中で起こる化学反応や酵
素反応、微生物の生育状況にも影響を与える（表 2-20）。

（3）**水分活性**　　食品は保存中に化学反応や酵素反応が
起こったり、微生物が繁殖したりすることによって、様々
な変化が起こる。これらの変化に主に関わるのは自由水で
あるため、食品の保存性を考える際には、水分含量[22] より
も、自由水の割合が重要となる。食品中の自由水の割合を
示す指標には、水分活性（Aw）と呼ばれる概念が用いられ
る。

食品の水分活性（Aw）は、食品と純水をそれぞれ別の密
閉容器に入れ同じ温度で放置し、水分が平衡になった時の
蒸気圧の比として表される。

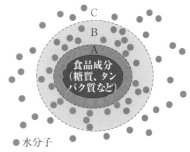

A）結合水（単分子層吸着水）
B）準結合水（多分子層吸着水）
C）自由水

図 2-42　食品中の水の分布

---

22 水分含量：ある食品を構成する全成分のうち、水が占める割合。

表 2-20　結合水と自由水の性質

性質	結合水・準結合水	自由水
他の成分との結合状態	他の成分と結合している単分子層吸着水（結合水）または多分子層吸着水（準結合水） →束縛されており、自由に運動できない	他の成分と結合していない →束縛されておらず、自由に運動できる
凍結しやすさ	凍結しにくい（結合水は－80℃、準結合水は－20℃まで凍結しない）	0℃で凍結する
蒸発しやすさ	100℃では蒸発しない	蒸発しやすい
溶媒としての働き	溶媒としての働きがなく、他の物質を溶かせない	溶媒として、他の物質（溶質）を溶解できる
酵素反応、化学反応の関わり	利用されにくい	利用される
微生物による利用	生育に利用されにくい	生育に利用される →食品の腐敗の原因となる

表 2-21　食品の水分含量と水分活性

	食品	水分（%）	水分活性
生鮮食品・多水分食品	野菜	>90	0.99〜0.98
	魚介類	85〜70	0.99〜0.98
	食肉類	>70	0.98〜0.97
	カマボコ	73〜70	0.97〜0.93
	アジ開き（食塩3.5%）	68	0.96
	チーズ	53〜35	0.99〜0.94
	パン	約35	0.96〜0.93
	塩ザケ（食塩11.3%）	60	0.89
中間水分食品	サラミソーセージ	30	0.83〜0.78
	ドライフルーツ	21〜15	0.82〜0.72
	イカ塩辛（食塩17.2%）	64	0.80
	味噌	約40〜30	0.80〜0.69
	オレンジマーマレード	32	0.75
	ハチミツ	16	0.75
	ゼリー	18	0.69〜0.60
乾燥食品	貯蔵米	14〜13	0.64〜0.60
	小麦粉	14〜13	0.63〜0.61
	煮干し	16	0.58〜0.57
	ビスケット	4	0.33
	脱脂粉乳	4	0.27

出典）好井久雄「食品の水分活性」『味噌の科学と技術』260巻、全国味噌技術会、1975年、pp.5-13、藤井建夫「水分活性の調整による微生物制御」『アサマパートナーニュース』102巻、アサマ化成、2004年、p.2 より作成

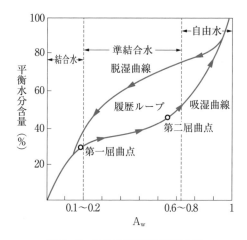

図 2-43　食品の等温吸湿脱湿曲線

水分活性(A_w)＝食品の蒸気圧／純水の蒸気圧

　食品を放置している間に蒸発する水分は自由水であるため、食品の蒸気圧は自由水に基づく。すなわち、自由水が多い食品では蒸気圧が大きくなるので水分活性は高くなり、自由水が少ない食品では蒸気圧が小さいので水分活性は低くなる。水分活性は 0.00〜1.00 の値を取り（表2-21）、純水は

すべて自由水であるので、水分活性は
1.00 となる。

　食品の水分含量は、食品が置かれた環
境の湿度によって変化する。すなわち、
湿度の高い環境に置くと吸湿が起こり、
食品が湿気る。例えば、水分活性 0.33 の
ビスケットを、相対湿度が 33 ％よりも
大きい環境下に置くと湿気ることになる。
反対に、乾燥した環境に食品を置くと脱
湿が起こり、食品がひからびる。例えば、
水分活性 0.96 の食パンは、相対湿度が
96 ％よりも低い条件に放置すれば、乾燥

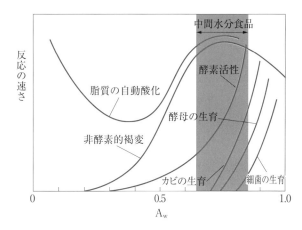

図 2-44　食品の変質と水分活性

していくことになる。一定の温度における食品の水分活性と水分含量の関係を表したものが等温吸
湿脱湿曲線である（図 2-43）。乾燥した食品が吸湿する時には、まず水の単分子層吸着水（結合水）と
して結合し、続いて多分子層吸着水の形（準結合水）で結合し、さらに吸湿が進むと自由水として取
り込まれる（吸湿曲線）。一方、水分が多い食品が脱湿する時には、はじめに自由水、次いで準結合
水が失われる。結合水は食品成分と強く結合しているため、脱水されにくい（脱湿曲線）。このよう
に、乾燥した食品が吸湿する時と、水分の多い食品が脱湿する時とでは、異なる経過をたどる。こ
れを、履歴現象（ヒステリシス）という。

　⑷　**食品の保存と水分活性**　　　食品の変質に関わる要因と水分活性との関係を図 2-44 に示す。
一般に、細菌の生育に必要な水分活性は、0.90 以上、酵母は 0.85 以上、カビは 0.80 以上であり、0.65
以下になるとほとんどの微生物の生育を抑えることができる。また、酵素活性や非酵素的褐変反応
のアミノ・カルボニル反応も、水分活性が高いほど進みやすくなる。脂質の自動酸化も、水分活性
が低くなるほど抑制されるが、水分活性が 0.3 以下の極めて低い状態ではかえって上昇する。水に
は、食品成分を保護する役割もあるので、水の単分子層まで失われるほど水分活性を低くすると、
脂質が酸素と直接触れやすくなるためである[23]。

　微生物による食品の変質を防ぐためには、微生物が利用可能な自由水を減らし、食品の水分活性
を下げることが有効となる。自由水を減らす方法には、①乾燥、②冷凍、③塩蔵・糖蔵がある。

　①　乾燥　　　自由水を蒸発させて除去することにより、水分活性を下げる方法である。

　②　冷凍　　　自由水の運動性を奪うことにより自由水を減少させる方法である。さらに、低温に
よって微生物の生育や、化学反応、酵素反応も抑制される。

　③　塩蔵・糖蔵　　　自由水を結合水に変えることによって、自由水を減少させる方法である。食
塩は水溶液中でイオンに分かれるので、水分子との間にクーロン力が働き水和する。また、砂糖
（スクロース）は分子内にヒドロキシ基を多くもつことから、多量の自由水と水素結合を形成するこ
とができる。最近では、スクロースの代わりに糖アルコールも利用される。

　乾燥や糖蔵・塩蔵などによって水分活性が 0.65〜0.85 に調節され、水分含量が 20〜40 ％程度の食

---

23 高水分活性で非酵素的褐変や脂質の自動酸化が低下するのは、自由水によって反応系が希釈されるためである。

コラム12 冷凍と最大氷結晶生成帯

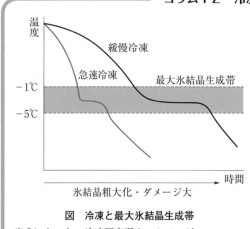

図　冷凍と最大氷結晶生成帯

出典）おいしい冷凍研究所ホームページ
https://frozen-lab.eda-mame.jp/basics/
difference-quick-slow-freezing より作成

　水は氷になると約11％体積が増加することから細胞内に形成される氷結晶が細胞膜を破り、組織を破壊する。これを解凍すると、細胞内の水がドリップとなって流出するため、パサパサした食感になり、うま味や栄養成分も損なわれる。食品中の水が氷結晶になる最大氷結晶生成帯（−1〜−5℃）をゆっくり通過させると、生成される氷結晶が大きくなり、細胞が破壊されやすくなる。そのため、この温度帯をできるだけ短時間に通過させる（急速冷凍）ことによって微細な氷結晶を生成させることが望ましい（図）。
　食品を−3℃付近で保存するパーシャルフリージングは、自由水を部分的に氷結させる方法である。細胞の破壊を起こすほど完全に凍結させるわけではないので、食品の鮮度を保ちつつ、ドリップの流出を防ぐことができる。

品を中間水分食品という。適度な水分を含むので水戻しせずに食べることができ、かつ微生物の生育が抑制され保存性が高い。干物やつくだ煮、ドライフルーツ、ジャム、ゼリー、ようかんなどがその例である。

2）色素成分

　食品の外観は、食品の選択や、食欲、嗜好に影響を与える情報源となるが、特に色の成分は、外観を構成する因子の中で最も重要な要素である。

　食品に含まれる主な色素成分には、カロテノイド系色素、フラボノイド系色素、ポルフィリン系色素がある。

（1）カロテノイド系色素　植物や動物[24]に分布する脂溶性の色素で、赤〜黄色を呈する。炭素と水素だけからなるカロテン類と、ヒドロキシ基、カルボニル基などとして酸素をもつキサントフィル類に分けられる（表2-22）。

　カロテノイドは熱、酸やアルカリに対して比較的安定で、調理による変化はあまり見られないものが多い。二重結合が多いため酸素や光には不安定であり、異性化や酸化分解などによって変色や退色が起こる。

　カロテノイドは、脂質過酸化抑制作用や一重項酸素の消去作用を示すことから、動脈硬化やがんの発生、老化の抑制効果があることが期待されている。また、β-カロテン、α-カロテン、β-クリプトキサンチンは、プロビタミンA[25]活性をもつ栄養素としても重要である（図2-45）。

24　動物：動物はカロテノイドを合成することはできないが、飼料やプランクトンに由来するカロテノイドが体に蓄積されるため、一部の動物性食品の中にも分布する。

25　プロビタミンA：構造中にβ-イオノン環をもつものは、体内でビタミンAに変換される。リコペンはカロテン類であるが、β-イオノン環をもたないので、ビタミンAには変換されない。また、γ-カロテンはプロビタミンA活性をもつが、食品中の含量が微量であるので、日本食品標準成分表2020年版（八訂）では扱われていない。

表 2-22　カロテノイド系色素

分類	名称	色	主な所在
カロテン類	α-カロテン	黄橙色	ニンジン、サヤインゲン、ノリ
	β-カロテン	黄橙色	ニンジン、カボチャ、サツマイモ、アンズ、卵黄[1]
	リコペン	赤色	トマト、スイカ、カキ
キサントフィル類	β-クリプトキサンチン	黄橙色	オレンジ、ミカン、藻類
	ゼアキサンチン	黄橙色	パプリカ、ホウレン草、トウモロコシ
	ルテイン	黄橙色	カボチャ、トウモロコシ、卵黄[1]
	カプサンチン	赤色	トウガラシ
	アスタキサンチン	赤色	サケ・マスの普通肉、エビ・カニの殻[2]
	フコキサンチン	橙色[3]	コンブ、ワカメ、アラメ

注 1)　卵黄の色は、卵を産む鶏が摂取した餌に含まれる色素に由来するものである
注 2)　サケやマス、エビ、カニの色は、プランクトンに含まれる色素に由来するものである
注 3)　加熱前はタンパク質と結合して赤色を呈しているが、加熱をするとタンパク質が変性
　　　して本来の橙色に変化する

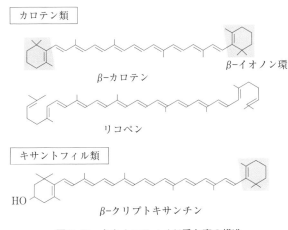

図 2-45　主なカロテノイド系色素の構造

=== コラム 13　カロテノイド類を含む食品の色の変化 ===

　緑色野菜にもカロテノイドが含まれるが、同時にクロロフィルが存在する場合には、クロロフィルの色が優勢となるので、カロテノイドの色はほとんど観察されない。しかし、例えばウンシュウミカンのように、未熟の時にはクロロフィルの緑色が強く見られるが、熟すとともにクロロフィルが退色するので、成熟するとカロテノイドの橙色が表に出るようになる。

　カニやエビのアスタキサンチンは、タンパク質と結合しており灰青色を呈しているが、加熱するとタンパク質が変性して解離し、アスタキサンチンの本来の赤色を呈するようになる（その後さらに赤色のアスタシンに変化する）。

(2)　フラボノイド系色素　　フラボノイドとは、図 2-46 に示す基本骨格をもつものすべてを指す広義の場合と、C 環 4 位にケトン基を有するもののみを指す狭義の場合とがある。広義の場合には、アントシアニジン類やフラバノール類が含まれる（図 2-47）。

(a)　フラボノイド類（狭義のフラボノイド）　　狭義のフラボノイドには、フラボン、フラボノール、フラバノン、フラバノノール、イソフラボン骨格をもつものがある。

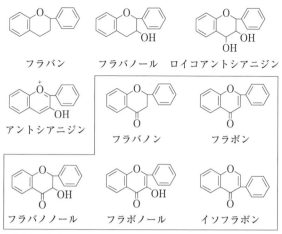

フラバン　フラバノール　ロイコアントシアニジン

アントシアニジン　フラバノン　フラボン

フラバノノール　フラボノール　イソフラボン

注) □は狭義のフラボノイド

図2-47　フラボノイド類

出典) 森田潤司・成田宏史編『食品学総論 (第3版)』化学同人、2016年、p.101

図2-46の左側：

7　8　1　2′　3′
6　A　C　O　B　4′
5　4　3　2　1′　6′　5′

図2-46　フラボノイドの基本骨格

出典) 辻英明・海老原清・渡邊浩幸編『食べ物と健康　食品と衛生　食品学総論 (第4版)』講談社サイエンティフィク、2021年、p.96を一部改変

表2-23　主なフラボノイド

分類	名称	色	主な所在
フラボン類	アピゲニン	無色に近い黄色	コウリャン
	アピイン	無色	パセリ、セロリ
	ノビレチン	淡黄色	ミカン
フラボノール類	ケルセチン	黄色	タマネギ
	ルチン	無色	トマト、アスパラガス、ソバ、茶
フラバノン類	ヘスペリジン	無色	ミカン
	ヘスペレチン	無色	ミカン
	ナリンギン	無色	ミカン
イソフラボン類	ダイジン	無色	大豆

　無色または淡黄色のものが多く (表2-23)、熱や光に安定である。酸性で淡色化し、アルカリ性で濃色化する。カリフラワーを酢水で茹でて白く仕上げるのは、これを利用したものである。また、中華麺が淡黄色を呈するのは、小麦粉にアルカリ性のかん水が加えられることによる。フラボノイド類はアルミニウムや鉄などの金属イオンと錯体を形成し、暗色化する。鋼の包丁でタマネギを切ると、鉄と褐色または緑色に変色することがある。

　(b)　アントシアニン類　　野菜や果実に含まれる赤色～青色を呈する水溶性の配糖体である。基本骨格であるアグリコン[26] は、アントシアニジンという。B環に含まれるヒドロキシ基 (–OH) の数によって、1個のペラルゴニジン、2個のシアニジン、3個のデルフィニジンに分類され、さらに一部がメトキシ化 (–OCH₃) されたペオニジン、ペチュニジン、マルビジンがある (図2-48)。一般に、B環のヒドロキシ基の数が多くなるに従い青色が強くなり、メトキシ基が多くなるに従い赤色が強くなる傾向にある (表2-24)。

　アントシアニン類は、熱、光に対しては比較的安定であるが pH によって色調が異なり、強酸性

---

26 アグリコン：配糖体のアントシアニンとアグリコンのアントシアニジンを総称してアントシアンという。

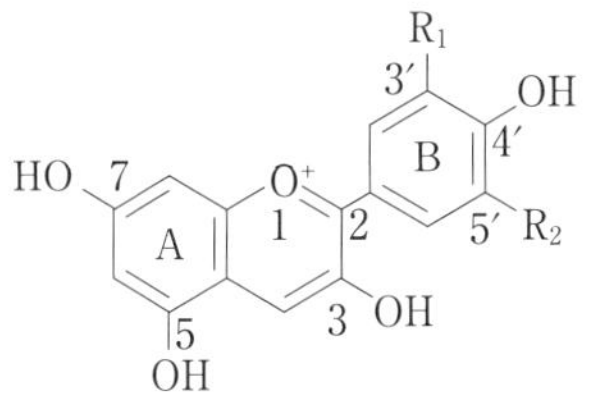

R_1＝H　R_2＝H　：ペラルゴニジン
R_1＝OH　R_2＝H　：シアニジン
R_1＝OCH_3　R_2＝H　：ペオニジン
R_1＝OH　R_2＝OH　：デルフィニジン
R_1＝OH　R_2＝OCH_3：ペチュニジン
R_1＝OCH_3　R_2＝OCH_3：マルビジン

図 2-48　アントシアニジンの構造

出典）水品善之・菊﨑泰枝・小西洋太郎編『栄養科学イラストレイテッド　食品学Ⅰ　食べ物と健康　食品の成分と機能を学ぶ』羊土社、2018 年、p.102 を一部改変

表 2-24　主なアントシアニジン類とその配糖体（アントシアニン）

アントシアニジン（アグリコン）	アントシアニン（配糖体）	色	主な所在
ペラルゴニジン	ペラルゴニン	橙赤	イチゴ、ザクロ、赤ラズベリー、赤カブ、ハツカダイコン
シアニジン	シアニン	赤	イチゴ、カシス、スモモ、黒ラズベリー、赤カブ、赤シソ、赤キャベツ、紫タマネギ、黒ゴマ、有色米
ペオニジン	ペオニン	赤	アメリカンチェリー、ブドウ、ブルーベリー、プルーン、紫イモ
デルフィニジン	デルフィン	青紫	ナス、ブドウ、ブルーベリー、カシス、黒大豆
ペチュニジン	ペチュニン	紫	ブドウ、ブルーベリー
マルビジン	マルビン	紫	ブドウ、ブルーベリー、有色米

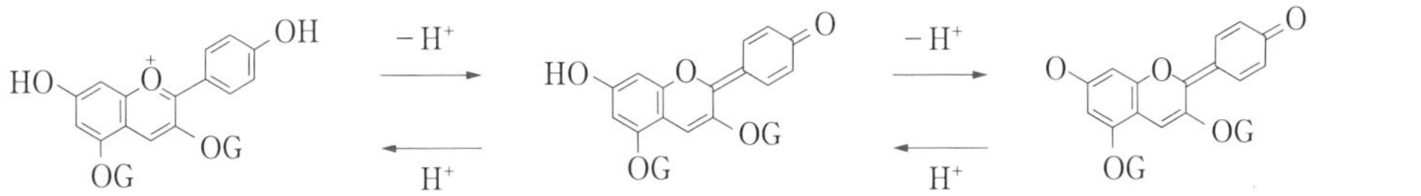

強酸性　　弱酸性～中性　　アルカリ性
フラビリウムカチオン（赤色）　　アンヒドロ塩基（紫色）　　アンヒドロ塩基アニオン（青～緑色）

図 2-49　アントシアニンの構造と色の変化

出典）津久井亜紀夫「食品中のアントシアニン色素について」『日本食生活学会誌』9 巻 1 号、日本食生活学会、1998 年、pp.9-14 を一部改変

領域では赤色、中性領域では紫色、アルカリ性領域では青～緑色を呈する（図 2-49）。また、アルミニウムや鉄などの金属イオンとキレート結合により錯体を形成し、安定な青藍色を呈する。ナスの漬物にミョウバンや錆びた釘を入れると、紫色が維持されるのはこのためである。

(c)　**フラバノール類**　　フラバノール構造を有するものに、カテキン類がある。野菜や茶葉に含まれる渋味成分であり、無色であるが、ポリフェノールオキシダーゼにより酸化されテアフラビン類になると橙赤色を呈し、さらにそれが重合してテアルビジンになると赤褐色となる。これらはウーロン茶や紅茶の水色（すいしょく）を構成する。

(3)　**ポルフィリン系色素**　　ポルフィリン環を有する色素で、環の中心に金属イオンを配する。また、生物にとって重要な役割を果たしている。

(a)　**クロロフィル色素**　　植物の葉、茎、果実や、藻類、一部の微生物などに含まれる緑色の脂溶性色素である。光合成に重要な働きをもち、葉緑素とも呼ばれる。

ポルフィリン環と呼ばれる環状構造の中にマグネシウムを配し、2 カ所のカルボキシ基にメタ

ノールとフィトールがエステル結合をしている。植物にはクロロフィルa（青緑色）とクロロフィルb（黄緑色）が３：１の比率で存在している。クロロフィルcは藻類に存在する（図2-50）。

クロロフィルは、酸やアルカリにより、構造と色調が変化する（図2-51）。酸性条件ではマグネシウムが容易に離脱し、フェオフィチンに変化する。味噌汁に入れたワカメの色調が、時間とともに黄褐色になるのは、味噌の有機酸によって酸性となっているためである。山菜をあく抜きするために重曹で茹でると、色も鮮やかに仕上がるのは、重曹のアルカリ性によってクロロフィリンに変化することによる。また、組織が傷むことにより植物体中のクロロフィラーゼが作用すると、フィトールが離脱しクロロフィリドとなる。クロロフィリドからさらにマグネシウムが失われて生成するフェオフォルバイドは、光過敏症[27]の原因物質として知られる。

クロロフィルのマグネシウムイオンを銅イオンに置換した銅クロロフィルは、熱や光に強く、広いpH領域で安定して緑色を呈する。銅クロロフィルや銅クロロフィリンナトリウムは、着色料として、コンブ、野菜類や果実類の瓶詰、チューインガム、魚肉練り製品、生菓子、チョコレート、みつ豆缶詰中のカンテンなどに使用されている。かつてはグリーンピース缶詰の製造時に硫酸銅を添加し、銅クロロフィルとすることによって緑色を保っていたが、現在では行われていない。

（b）ヘム色素　　動物の血液や筋肉の色素がヘム色素である。ポルフィリン環に二価の鉄イオン

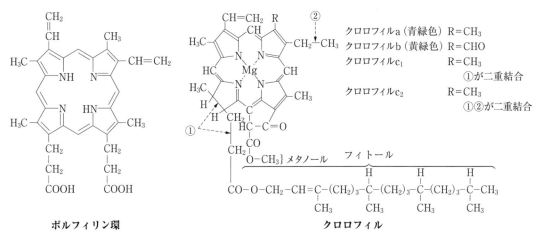

図2-50　ポルフィリン環とクロロフィルの構造

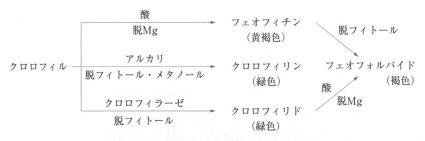

図2-51　クロロフィルの構造と色調の変化

出典）森田潤司・成田宏史編『食品学総論（第３版）』化学同人、2016年、p.103

27　光過敏症：皮膚が日光にさらされることにより、皮膚症状（発赤、痛み、水ぶくれ、痒み、蕁麻疹など）が生じる疾患をいう。

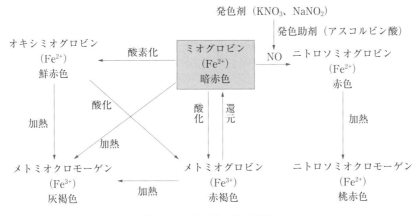

図2-52　ミオグロビンの変化

を配した構造である。血液中のヘモグロビンは、ヘムを含むサブユニットタンパク質である α 鎖、β 鎖がそれぞれ 2 本結合した四量体である。筋肉の色素であるミオグロビンは、ヘモグロビンのサブユニットに似た構造をもつ単量体である。

　ヘモグロビンやミオグロビンは、酸素や熱によって構造が変化し、色調も変わる（図2-52）。新鮮な肉の色は暗赤色のミオグロビンであり、食料品店で小売されている赤身魚や牛肉の切り身の鮮赤色は、ミオグロビンが酸素と結合したオキシミオグロビンの色である。これがさらに酸化されるとメト化し、メトミオグロビンとなる。ミオグロビンやオキシミオグロビン、メトミオグロビンを加熱すると、メトミオクロモーゲンとなり、灰褐色を呈するようになる。ハムやソーセージなどの食肉加工品の製造時には、この灰褐色化を防ぐために、発色剤として亜硝酸塩や硝酸塩を添加することによりミオグロビンをニトロソ化[28] し、安定な赤色を示すニトロソミオグロビンとする。ニトロソミオグロビンは加熱されるとニトロソミオクロモーゲンとなり、桃赤色が保持される。

3）呈味成分

　味覚とは、受容器である味蕾[29] が呈味成分により受ける刺激を、味神経が大脳皮質に伝えて生じる感覚である。味覚を刺激する味は、甘味、酸味、塩味、苦味、うま味の 5 つであり、これらを基本味という。辛味、渋味、えぐ味などは、味神経だけではなく他の神経によっても生じる感覚であることから、生理学的には味には含めない。

(1)　甘味物質

（a）　**糖質系甘味物質**　　一般に、単糖類、オリゴ糖類、糖アルコールは甘味を示す。中でも、スクロース（ショ糖）は温度にかかわらず甘味度が一定しており、甘味の質もよいことから、最もよく利用されている（表2-25）。

　単糖類は、立体構造によって甘味度が異なる。フルクトースは、温度が高くなるほど α 型の比率が高く、低くなるほど β 型の比率が高くなることから、果物は冷やして食べる方が、甘さが強く感

28　ニトロソ化：発色剤より生じた一酸化窒素がヘムに結合する。この時、発色助剤としてアスコルビン酸を併用することにより、効果的に一酸化窒素が生成され、発色が促進される。

29　味蕾：約 50～100 個の味細胞により構成される。味細胞の先端には、5 つの基本味のうち、いずれかの受容体を優先的に発現しており、それぞれ別々の味細胞で受容される。味細胞が呈味物質による刺激により活性化されると興奮し、神経伝達物質を味神経へと放出し、味覚情報を脳へと伝達する。味蕾は主として舌に分布しているが、軟口蓋や咽頭部、喉頭部にも分布している。

表 2-25　主な甘味物質

分類		甘味物質	甘味度*
糖質系甘味料	糖質	スクロース	1.00
		α-グルコース	0.74
		β-グルコース	0.50
		α-フルクトース	0.60
		β-フルクトース	1.80
		α-ガラクトース	0.32
		β-ガラクトース	0.21
		マルトース	0.40
		ラクトース	0.20～0.30
		転化糖	1.20
	糖アルコール	ソルビトール	0.60～0.70
		マンニトール	0.50
		キシリトール	0.95
		エリスリトール	0.75～0.85
		マルチトール	0.80
非糖質系甘味料	テルペン配糖体	ステビオシド	200～300
		グリチルリチン	150
	アミノ酸・タンパク質	グリシン	0.90
		D-トリプトファン	35
		タウマチン	2,500～3,000
		モネリン	1,500～2,500
		アスパルテーム	180～200
	人工甘味物質	サッカリン	200～700
		アセスルファムカリウム	200

注*）スクロースを 1.00 とした時の甘味度

じられる。糖アルコールは、低エネルギー、抗う蝕性、保湿性など様々な機能を有するものが利用されている。また、アミノ・カルボニル反応も起こりにくく、菓子類や惣菜などを中心に加工食品の製造に用いられる。

　(b)　テルペン配糖体　ステビオシドは、キク科のステビアの葉に含まれるジテルペン配糖体である。また、グリチルリチンは、マメ科の甘草の根茎に含まれるトリテルペン配糖体である。いずれも高い甘味を有する天然の甘味物質である。

　(c)　アミノ酸、ペプチド、タンパク質　グリシン、L-アラニン、L-セリン、L-プロリンなど、アミノ酸の中には甘味を示すものがある。D-トリプトファンは、スクロースの 35 倍もの甘味を有する。ベタイン（トリメチルグリシン）は、グリシンとともにイカやタコ、エビに甘味やうま味を与えている。

　　L-アスパラギン酸とメチル化 L-フェニルアラニンのジペプチドをアスパルテームといい、スクロースの約 200 倍の甘味を示す。

　タウマチンやモネリンなど、甘味をもつ天然のタンパク質も見られる。

　(2)　酸味物質　酸味は、水素イオンによって生じる味覚である。無機酸は、炭酸やリン酸などが清涼飲料水などに用いられている。有機酸には、酢酸、乳酸、クエン酸などがあり、それぞれ異なる質や強さの酸味を示す（表 2-26）。

　(3)　塩味物質　代表的なものは塩化ナトリウムであり、一般には食塩と呼ばれる。塩化カリウム KCl も塩味を示すことから、減塩を目的として食塩の代替品として用いられることもあるが、えぐ味が問題となる。また塩化アンモニウム NH_4Cl、酢酸ナトリウム、リンゴ酸ナトリウムなどにも塩味があるとされるが、嗜好面では塩化ナトリウムに劣る。

　(4)　苦味物質　苦味はヒトが本能的に好まない味であり、基本味の中でも最も閾値[30] が低いが、摂取を繰り返すうちに次第に好ましく感じるようになる。食品に含まれる苦味物質には、アルカロイドやテルペン類、フラバノン配糖体などがある。主な苦味物質を表 2-27 に示す。

30　閾値：ある刺激が感覚的に反応を引き起こす時の最小の刺激量をいう。閾値が低いということは、すなわち感受性が高い（低濃度で検知することができる）ことを意味する。

表 2-26　主な酸味物質

有機酸	酸味の特徴	所在
クエン酸	おだやかで爽快な酸味	ウメ、ダイダイ、ミカンなど
酒石酸	やや渋味のある酸味	ブドウなど
リンゴ酸	かすかに苦みを伴う爽快な酸味	リンゴ、モモ、ビワ、ブドウなど
コハク酸	コクのあるうまい酸味、異味を伴う酸味	清酒、貝類
乳酸	渋味のある温和な酸味	漬け物、ヨーグルト、清酒
L-アスコルビン酸	おだやかで爽快な酸味	レモン、夏ミカン、野菜など
酢酸	刺激的な臭気のある酸味	米酢、穀物酢
D-グルコン酸	おだやかで爽快な酸味、まるみのあるやわらかい味	干しガキ

また、疎水性の比較的高いアミノ酸（バリン、ロイシン、イソロイシン、メチオニン、トリプトファン、フェニルアラニン）や、塩基性アミノ酸のリジン、アルギニン、ヒスチジン、疎水性アミノ酸から構成されるペプチド類なども苦味を呈する。

(5)　うま味物質　アミノ酸系、核酸系、有機酸系の3つに分類される（表2-28）。L-グルタミン酸ナトリウムは、核酸系の5′-イノシン酸や5′-グアニル酸との間に相乗効果が見られることが知られている。L-グルタミン酸ナトリウムと核酸系うま味成分を混合して摂取すると、それぞれの味の強さを足した理論上のうま味の強さよりも、7〜8倍に味が増強される。

(6)　その他の味成分　辛味は、痛覚と温覚、さらに嗅覚と味覚が複合的に刺激されることによって生じる感覚であるといわ

表 2-27　主な苦味物質

化学構造	名称	所在
アルカロイド	カフェイン	コーヒー、紅茶、茶
	テオブロミン	ココア、チョコレート
テルペン類	イソフムロン	ビール
	ククルビタシン	キュウリ
	リモニン	かんきつ類
フラバノン配糖体	ナリンギン	グレープフルーツ、夏ミカン
	ネオヘスペリジン	ミカン

表 2-28　主なうま味物質

分類	名称	所在
アミノ酸系	L-グルタミン酸ナトリウム	コンブ、トマト
	アスパラギン酸	野菜類、しょうゆ、味噌
	テアニン	緑茶
核酸系	5′-イノシン酸	カツオ節、魚類、畜肉
	5′-グアニル酸	干しシイタケ、キノコ類
	5′-アデニル酸	魚介類、畜肉
有機酸系	コハク酸	日本酒、貝類

れ、基本味には含まれない。鼻にツンとくる揮発性の辛味成分と、接触部位にのみ刺激がもたらされる不揮発性の辛味成分とがある（表2-29）。アリルイソチオシアネートは、配糖体のシニグリンとして存在しているが、細胞が破壊されると自身が有しているミロシナーゼが作用してアリルイソチオシアネートとなり、辛味を呈するようになる。

渋味は、収斂性の感覚とされ、基本味には含めない。代表的な渋味成分は、緑茶に含まれるカテキン類、コーヒーのクロロゲン酸、渋柿やブドウのポリフェノール類などがある。

えぐ味は、苦味と渋味が混合したような、いわゆる「あく」の味である。タケノコやサトイモのホモゲンチジン酸、豆類のサポニン、葉菜類のシュウ酸などが知られている。

表 2-29　主な辛味物質

	名称	所在
揮発性	アリルイソチオシアネート（カラシ油）	カラシ、ワサビ、ダイコン
	ジアリルジスルフィド	ニンニク、ネギ
	ジアリルスルフィド	タマネギ
不揮発性	カプサイシン	トウガラシ
	ピペリン	コショウ
	ジンゲロール ショウガオール ジンゲロン	ショウガ
	サンショオール	サンショウ

=== コラム14　味覚の生物学的意義 ===

　生まれたばかりの赤ちゃんにそれぞれの基本味の溶液を与えると、甘味やうま味に対しては「快」の表情を、酸味や苦味に対しては「不快」の表情を示す。甘味はエネルギー源、うま味はタンパク質・アミノ酸源、塩味はミネラルの存在を意味し、酸味は腐敗、苦味は毒物の存在を意味することから、ヒトには本能的に好む味と好まない味とが見られるのである。このように、味覚は、生体が生命維持のために必要な物質を選択したり、危険を回避したりするための情報源としての役割も担っている。

4）香り成分

　嗅覚は、香り成分が鼻腔に到達し、嗅細胞を刺激することにより生じる感覚である。その経路には、食べ物を口に入れる前に、大気を通して吸気とともに鼻腔に運ばれる場合と、食べ物を口の中に入れ、喉の奥から呼気とともに鼻腔に運ばれる場合とがある。前者をアロマ、後者をフレーバー（風味）といい、フレーバーは味やテクスチャーなども含めた感覚とされる。

　香り成分が鼻腔に到達するためには、揮発性である必要があり、分子量は300以下である。1つの食べ物のにおいは、一般に数十〜数百種類の成分によって構成されているが、特定の1種の成分がその食品のにおいを特徴づける場合もある。

　表2-30には、食品に含まれる代表的な香り成分を示す。

　(1)　**植物性香気**　果実類は、エステル類やケトン類、ラクトン類などによりフルーティーな甘い香りを生じる。かんきつ類ではテルペン類が特徴的なさわやかな香気を作り出している。野菜や果物の緑の香りや大豆の青臭さは、脂肪酸にリポキシゲナーゼなどの酵素が作用して生成するアルコール類やアルデヒド類などによる。

　ネギ、タマネギ、ニンニクなどのネギ属、ダイコン、ワサビ、シイタケなどに見られるように、刺激臭や特有の強いにおいは、構造中にイオウを含むもの（含硫化合物）や窒素を含むもの（アミン類）である傾向にある。

　(2)　**動物性香気**　海水魚の組織にはトリメチルアミンオキシドが含まれており、死後、微生物によりトリメチルアミンに還元されることにより、魚臭を生じる。また、多価不飽和脂肪酸を多く含むことから自動酸化が進みやすく、過酸化脂質の分解生成物もにおいの原因となる。サメやエイでは、尿素を多く含有しており、鮮度低下に伴いアンモニアのにおいも生じる。淡水魚は、リシンから生成されるピペリジンが魚臭の原因となる。

　乳や乳製品の香気は、原料乳に由来する短鎖脂肪酸や中鎖脂肪酸、δ-ラクトン類、メチルケトン

表 2-30　食品の代表的な香り成分

	食品	代表的な香り成分
果実類	ミカン	リモネン[1] ゲラニオール[1]
	グレープフルーツ	ヌートカトン[1]
	レモン	シトラール[2]
	モモ	γ-ウンデカラクトン[4]
	ブドウ	アントラニル酸メチル[4]
	バナナ	酢酸イソアミル[4]
野菜類	キュウリ	トランス-2-シス-6-ノナジエナール（菫葉アルデヒド）[2] トランス-2-シス-6-ノナジエノール（キュウリアルコール）[3]
	キャベツ	2-ヘキサナール（青葉アルデヒド）[2] 3-ヘキセノール（青葉アルコール）[3]
	ダイコン	イソチオシアネート[5]、ジメチルジスルフィド[5]
	ミント	メントール[1]
	ニンニク	アリシン[5] ジアリルジスルフィド[5]
豆類	大豆	n-ヘキサナール[2]
キノコ類	シイタケ	レンチオニン[5]
	マツタケ	1-オクテン-3-オール（マツタケオール）[3] 桂皮酸メチル[4]
水産物	海水魚	トリメチルアミン[6]
	淡水魚	ピペリジン[6]
乳製品	生乳	δ-デカラクトン[4]
	発酵バター、ヨーグルト	ジアセチル[4]

注）1：テルペン類、2：アルデヒド類、3：アルコール類、4：エステル類・ケトン類・ラクトン類、
　　5：含硫化合物、6：アミン類

類に加え、バターでは δ-デカラクトン、発酵バターやヨーグルトではジアセチル、チーズではメチオナールなどが関与する。

5）物　　性

　味や色、香り成分などの化学物質のみならず、食品の物理的性質は、歯ごたえ、口あたり、舌触りなどの食感（テクスチャー）に関わり、食べ物のおいしさを構成する重要な要素となる。

　（1）コロイド　　コロイドとは、直径 1〜100 nm の微粒子を指し、コロイド分散系は、コロイドが他の物質中に均一に分散した状態をいう。コロイド分散系は、分散させる相（分散媒）と分散する相（分散相、分散質）の組み合わせにより分類される（表 2-31）。

　分散媒が水のコロイドは、分散するコロイド粒子の水との親和性によっても分類され、水との親和性の高いコロイドを親水コロイド、親和性が低いコロイドを疎水コロイドという。食品は一般に親水コロイドが多い。

　（a）エマルションとサスペンション　　エマルション（乳濁液）は、分散媒、分散相ともに液体で、一方の液体が乳化剤の作用により液体粒子として分散している状態をいう。エマルションには、水の中に油滴が分散した水中油滴型（O/W 型）と、油の中に水滴が分散した油中水滴型（W/O 型）がある。O/W 型エマルションの例はマヨネーズやクリーム、W/O 型の例はバターやマーガリンである。マヨネーズとバターの脂質含量はあまり大きな差はないが、分散媒が異なることによって、前者は

表 2-31　コロイド分散系

分散媒	分散相	分散系	例
気体	液体	エアロゾル	霧、雲、香りづけのスモーク
	固体	粉体	小麦粉、砂糖、粉末ミルク、粉末ココア
液体	気体	泡	ホイップクリーム、ビールの泡、メレンゲ
	液体	エマルション	牛乳、クリーム、バター、マヨネーズ
	固体	サスペンション	味噌汁、抹茶、ネクター
		ゾル	ポタージュ、ソース
		ゲル	ゼリー、ババロア
固体	気体	固体泡	スポンジケーキ、パン、マシュマロ
	液体	固体エマルション	果肉、魚肉、畜肉
	固体	固体サスペンション	冷凍食品、低温時のチョコレート

さらっとした口あたり、後者は脂っぽい口あたりとなる。

　サスペンション（懸濁液）は液体の分散媒に固体が分散した状態である。エマルションに比べてやや不安定であり、しばらく静置すると分散相である固体が移動し、分散媒である液体の比重よりも小さければ浮き、大きければ沈殿する。

　(b)　ゾルとゲル　　液体を分散媒、固体を分散相とするコロイド分散系のうち、流動するものをゾル、しないものをゲルという。ゾルがゲルになったものが、温度状態によって双方向にゾルとゲルに変化するものを熱可逆性ゲル（ゼラチンなど）、一度ゲルになるとゾルには戻れないゲルを不可逆性ゲル（卵白など）という。

　また、水を分散媒とするゲルを特にハイドロゲルといい、その水を蒸発させることなどによって乾燥させたゲルをキセロゲル（棒カンテン、凍り豆腐など）という。

　(2)　**レオロジー**　　レオロジーとは、物体に外力を加えた場合の変形や流動などの力学物性を扱う分野である。

　(a)　**固形状食品の弾性と塑性**　　弾性とは、固形状食品に外力を加えると変形をするが、外力を取り除くともとに戻る性質をいう。この時、単位面積あたりにかかる力を応力、変形前の単位長さあたりの変形量をひずみという。変形が小さい場合は、応力とひずみは比例する（フックの法則）。この時の比例係数を弾性率という。

　　　応力(Pa) = 弾性率×ひずみ

　弾性率は変形しにくさを表し、弾性率が高いほど変形に大きな力が必要となることを意味する。すなわち、固形状食品の硬さの指標の1つとなる。

　ある程度以上の変形を与えると、応力とひずみは比例しなくなり、弾性限界以上のひずみが与えられると、外力を取り除いてももとに戻らないような永久ひずみが残る。このような性質を、塑性という。バターやクリームチーズ、パン生地などがその例で、自由な形に成形することができる。

　(b)　**液体状食品の粘度と流動特性**　　粘性とは、液体内の摩擦、すなわち「流れにくさ」をいい、その程度を数値化したものを粘度（粘性率）という。同じ力を加えた際に流動しにくい「ドロドロした液体」は、「さらさらした液体」に比べて粘度は大きくなる。

　粘度は、ずり応力とずり速度の比で表される。

粘度η(Pa·s)＝ずり応力／ずり速度

　ずり応力とは、横方向に動かそうとする力の大きさで、ずり速度は液体が横方向に動く時の速度である。ずり応力とずり速度が比例関係にある場合をニュートン流体といい、水や油、シロップ、ハチミツなどである。エマルションやサスペンションなど流動性をもつ食品の多くは、ずり応力とずり速度が比例しない非ニュートン流体である。これは、ずり速度を増すと粒子間の相互作用の構造が変わり粘度が低下するためである。非ニュートン流体には、表2-32に示したような流動特性をもつものがある。

　（c）**粘弾性**　　一般に、液体は粘性、固体は弾性を示すが、多くの食品は両方の性質を有する。このように、外力を加えると変形し、外力を除くと回復するが、外力を加えた状態で放置すると粘性を示し流動する性質を粘弾性という。

　粘弾性体に応力を加えたままひずみを一定に保とうとすると、その維持に必要な力は徐々に減ってくる。このような現象を応力緩和という。また、一定の応力を加えると、時間の経過に伴いひずみが増加してくることがある。このような現象をクリープという。

　（3）**テクスチャー**　　テクスチャーとは、口腔内で感知される食物の感触のことをいう。多くの固形食品では、テクスチャーはおいしさを構成する重要な要素となる。

　テクスチャーの機器測定は、一軸圧縮試験機で食品を2回繰り返し圧縮する方法が取られる。力と変形の関係を調べることにより、硬さや付着性、凝集性などを求めることができる（図2-53）。

6）官能評価

　官能評価とは、人間の五感（聴覚、嗅覚、視覚、味覚、触覚）を使って、物の特性や品質などを評価することをいう。

　（a）**官能評価の利点と欠点**　　官能評価による主観的評価と物理的・化学的方法による客観的評価の比較を表2-33に示す。ある成分の含量やその食品の硬さなどの特性は、化学的な操作や機器分析により明らかにすることができるが、それが人にとって好ましい量や硬さなのか、また、味、におい、食感などがすべて合わさった時の総合的な好ましさは、官能評価でなければ明らかにすることができない。

　一方、人の感覚には個人差があり、同じ人であっても、評価時の心身の状態や環境によって評価

表 2-32　非ニュートン流体の流動特性

性質	特徴	食品の例
ダイラタンシー	ゆっくり動かすと流動性を示すが、急激な力を与えると流動性が低下し粘度が増加する現象。	でんぷん懸濁液
塑性流動	放置した場合には流動せず形を保つことができるが、ある一定以上の力（降伏応力）で容易に流動するようになる性質。	ホイップクリーム、マーガリン、バター、マヨネーズ
擬塑性流動	撹拌の速度を速めるに従い、見かけの粘度が低下し流動性が増す現象。	コンデンスミルク、果実ピューレ、ソース
チキソトロピー	撹拌により粘度が低下して流動性が高まるが、一定時間静置すると凝集して粘度が回復する現象。	ケチャップ、マヨネーズ、カスタードクリーム
レオペクシー	チキソトロピーと反対に、一定の速度で流動させ続けると、流動性が低下し粘度が増大する現象。	

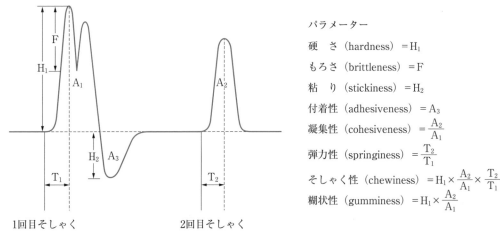

図 2-53　テクスチャー曲線とパラメーター

出典）中山勉・和泉秀彦編『食品学 I（改訂第 3 版）』南江堂、2017 年、p.143 を一部改変

表 2-33　官能評価と物理・化学的評価法の比較

	官能評価（主観的評価）	物理・化学的評価（客観的評価）
計測器	ヒト	機器分析
測定の過程	心理的・生理的	物理的・化学的
結果の出力	言葉（定量的表現がしにくい）	数値（定量的）・図形
計測器間の差	個人差が大きい	小さい
再現性	低い	高い
疲労と順応・練習効果	大きい	小さい
環境の影響	大きい	小さい
実施しやすさ	簡便、迅速、機器が不要	機器や器具、それらの取り扱いの手技獲得が必要
測定領域	ヒトの感覚・好ましさ（嗜好を直接反映）	理化学的性質（物質の量、硬さ・弾力性・形・大きさ・温度等） 嗜好の測定は不可能
総合判定	優れている	苦手

は変化しやすい。また、例えば「非常に甘い」の評価に対する濃度は人によって異なり、評価基準が一定しないなどの問題点もある。したがって、官能評価の実施の際にはこのような問題点を十分に理解したうえで、適切な方法により行われることが肝要である。

　(b)　**官能評価の分類と手法**　　官能評価には、食品の特性を測定したり、品質の差を検出する分析型官能評価と、食品の好ましさを調べる嗜好型官能評価とがある。前者は、鋭敏な感度をもった訓練されたパネル[31] によって行われる。後者のパネルは、感度の鋭敏さよりも、自身の経験や嗜好をもとに判断をすることができればよいが、消費者の嗜好を代表するように、目的に合った多数のパネルによって実施する必要がある。

　主な官能評価の手法を表 2-34 に示す。評価の目的、試料の数や量、試料の性質、求められる精度、判断のしやすさ、パネルの能力などを勘案して、適切な手法を選択する。

---

31 パネル：官能評価を行うために選ばれた人の集団。個人をパネリストまたはパネルメンバーと呼ぶ。

表 2-34　主な官能検査の手法

	方法	特徴
差を識別する方法	2点比較法	2種類の試料について、甘味の強い方、見た目の好ましい方など、質問に対して片方を選択させる方法。質問の内容によって、2点識別試験法と2点嗜好試験法に分かれる。
	3点比較法（3点識別試験法）	2種類の試料のうち、片方は同じ試料を2点、もう一方は1点用意し、3点1組にして異なる1つを選ばせる方法。 例）3つの試料のうち、異なる1つはどれですか？ 　　　　試料　○　●　○
	1:2点比較法	2種類の試料のうち、一方を標準試料としてあらかじめ示し、その後同時に両方の試料を提示して、標準試料と同じものを選ばせる方法。 例）標準試料と同じものはどちらですか？ 　　　標準試料　○　→　●　○
	一対比較法	3種以上の試料を比較する時、すべての試料を一度に比較評価するのが困難な場合、全体の中から2つの試料を選んで評価させる方法。パネリストによって組み合わせる2種の試料が異なる。
順位をつける方法	順位法	複数種の試料の特性に、1位から順位をつけさせる方法。試料間の差やパネリストのつけた順位に一致性があるかなどを調べることができる。
品質を評価する方法	評点法（採点法）	試料の特性の強さや好ましさなどについて、パネリスト自身の経験を通して培った基準に従って点数によって評価させる方法。尺度には、5段階、7段階、9段階などがある。
特性を記述する方法	SD法（プロフィール法）	試料に対する印象（イメージ）を把握するために用いる方法。「硬い－やわらかい」「明るい－暗い」などのような反対語となる形容詞を尺度の両端に位置づけ、5～9段階の評価尺度上に評価させる。
時間経過を数量化する方法	TDS法（質的経時変化測定法）	感覚の強度の時系列変化を測定する方法。感じている特性のうち、最もdominantな（注意が向けられた）感覚を経時的・連続的に記録させる。

表 2-35　官能評価に影響を与える因子

因子		内容
試料の環境の影響	順序効果	2種以上の試料の比較を行う際に、はじめまたは最後に与えられた試料を過大評価すること
	位置効果	特定の位置に置かれた試料が特に選ばれやすい傾向にあること
	記号効果	試料の品質に関係なく、試料につけられた記号に対するイメージが判断に影響すること
パネル自身の影響	疲労順応効果	同じ種類の刺激に長時間接することによって、感覚の判断が鈍くなり、正常な判断ができなくなること
	練習効果	練習を重ねることで感覚の判断が変化すること
	期待効果	試料に対する先入観が判断に影響を与えること

　(c)　官能評価に影響を与える因子　　信憑性の高い官能評価を実施するためには、評価に影響を与える要因を把握し、適切に管理しなければならない。評価に影響を与える要因には、環境や試料に由来するものと、パネルに由来するものとがある（表 2-35）。実施の際には、これらの影響が最小限となるよう、試料の数や量、評価の順序や配置、容器や照明、評価用紙の記載内容など、細部にわたる配慮が必要となる。

　三 次 機 能

1）消化器官で作用する機能

　(1)　整腸作用をもつ成分　　腸管にはタンパク質、脂質、炭水化物を分解する様々な酵素が存在

し、酵素の働きによってこれらの栄養成分を吸収しやすい単位まで分解する。さらに腸管には、消化された分解物を細胞内へ取り込む輸送過程であるトランスポーター[32]（膜内在性輸送タンパク質）が発現しており、腸は栄養を吸収するための重要な器官である。

また、腸にはおよそ1000種類、約100〜1000兆個もの細菌が生育している。腸内細菌は宿主にとって有益な作用をもたらす有用菌、有害な作用をもたらす有害菌と、中間的な菌（日和見菌）に分類され、腸内細菌叢は腸内フローラ[33]と呼ばれている。腸内細菌にはそれぞれ好む餌や環境が存在しており、腸内の環境条件により増殖または減少している。近年の研究から、腸内フローラは年齢や食事の質などによってもその様相が大きく変動し、腸内フローラが宿主の体調や様々な疾病に影響することが明らかになってきた。このようなことから、腸内フローラは私たちの健康維持・増進や疾病防止に深く関係していることが示唆される。私たちの健康を維持するためには、腸内フローラを最適なバランスに整え、維持することが大切であると考えられる。腸内環境に関係する要因について以下に述べる。

(a) **プロバイオティクス**　プロバイオティクス（probiotics）とは、「宿主に保健効果を示す生きた微生物」（Fuller, 1989）と提唱されている。プロバイオティクスの主な機能は、有用菌自体の活性化と有用菌の生体機能の活性化、有害菌の活性化の抑制などである。

代表的なプロバイオティクスとして、乳酸菌やビフィズス菌があげられる。このような菌を含むヨーグルトなどは特定保健用食品として認可されている。科学的なエビデンスに基づくプロバイオティクスの有用性として、様々な下痢症、慢性炎症性腸疾患、アレルギー症状の軽減、免疫力の向上などが報告されている。プロバイオティクスは、現在サプリメントやヨーグルトのような経口摂取できる製品として、また坐薬やクリームのような経口用以外の製品としても消費者に提供されている。

(b) **プレバイオティクス**　プレバイオティクス（prebiotics）はイギリスの微生物学者Gibsonと Roberfroid（1995）によって1995年に提唱された用語で、「大腸の有用菌の増殖を選択的に促進し、宿主の健康を増進する難消化性食品」と定義されている。プレバイオティクスは腸内の有用菌の増殖促進、あるいは有害菌の増殖抑制によって、宿主の健康に対し有利に作用する機能を有している。

プレバイオティクスに要求される条件は、1）消化管上部で加水分解、吸収されない。2）大腸に共生する一種または限定された数の有益な細菌（ビフィズス菌等）の選択的な基質であり、それらの細菌の増殖を促進し、または代謝を活性化する。3）大腸の腸内フローラを最適な構成に改変できる。4）宿主の健康に有益な全身的な効果を誘導する、などである。プレバイオティクスのほとんどの機能性は、腸内フローラの変化を介して発現されると考えられている。

代表的なプレバイオティクスは、難消化性のオリゴ糖[34]類で、様々な種類のオリゴ糖（ガラクトオ

---

32 トランスポーター：細胞膜を隔てた細胞内外の化合物の移動を促進する膜タンパク質。促進拡散や能動輸送などの担体介在輸送に関与する。また、細胞内外の物質量を調節している。栄養素はトランスポーターを介して細胞に供給される。

33 腸内フローラ：正式な名称を腸内細菌叢（ちょうないさいきんそう）といい、腸内にいる細菌は、菌種ごとの塊となって腸の壁に住み着いている。腸内の細菌の様相を意味する。

34 オリゴ糖：単糖がグリコシド結合によって数個結合したもの。オリゴはギリシャ語で「少ない」を意味する語であることから、少糖類（しょうとうるい）と呼ぶこともある。オリゴ糖の明確な定義はなく、二糖以上をオリゴ糖とするが、三糖以上をオリゴ糖とすることもある。

リゴ糖、フラクトオリゴ糖、大豆オリゴ糖、乳果オリゴ糖、ラフィノース、コーヒー豆マンノオリゴ糖、グルコン酸など）があげられる。オリゴ糖は腸内にいる乳酸菌やビフィズス菌などの有用菌に利用され、有用菌の増殖を促進し、その働きを活性化する作用をもつ。

また、食物繊維の一部（グルコマンナン、イソマルトデキストリン、ポリデキストロース、イヌリン等）もプレバイオティクスとしての要件を満たす食品成分として認められている。それらの不溶性食物繊維は、便の容積を増やし、腸壁を刺激することで蠕動運動を促進する。また水溶性食物繊維は、保水作用で便をやわらかくし、腸の蠕動運動を活発にし、さらに腸内にいる有用菌に利用されて短鎖脂肪酸[35]を産生する。短鎖脂肪酸は、腸内を弱酸性の環境に保ち有害な菌の増殖を抑制する、大腸の粘膜を刺激して蠕動運動を促進する、など様々な作用に寄与している。

次に、代表的なプレバイオティクスを以下に述べる。

①　イヌリン　　水溶性食物繊維の一種。粘度の高い溶液で、無味無臭。キクイモ、チコリ、タンポポ、ゴボウなどの根や地下茎に蓄えられている。

②　ポリデキストロース　　トウモロコシから抽出したグルコースと人工甘味料のソルビトール、そして、クエン酸を混ぜて人工的に開発された食物繊維。

③　グルコマンナン　　水溶性食物繊維の一種。コンニャクの主成分であり、「コンニャクマンナン」とも呼ばれている。

（c）　シンバイオティクス　　シンバイオティクス（synbiotics）（図2-54）とはプロバイオティクスとプレバイオティクスを組み合わせた概念で、1995年にGibsonとRoberfroidにより提唱された。腸内で働く菌を腸に届ける「プロバイオティクス」と、腸内にいる菌を育てて元気にする「プレバイオティクス」を同時に行い、腸内を健康に保つ新しい健康アプローチを指す。

プロバイオティクスが生菌として、腸内フローラのバランスを改善し、宿主に有益な作用をもたらし、さらにプレバイオティクスが有用菌の増殖を促進し、有害菌の増殖を抑制して、宿主に有益な作用をもたらす。この2つの働きを組み合わせることにより、双方の機能がより相乗的に宿主の腸内環境の改善に有利に作用することが期待される。以上のことから、腸内の環境を最適に保つには、プロバイオティクスとプレバイオティクスのどちらかだけに注目するのではなく、両方に関わる成分が同時に摂れているかを意識した食習慣をもつことが望ましい。

（2）　血糖値上昇抑制作用をもつ成分
血糖値[36]とは、血液内のグルコース（ブドウ糖）の濃度を指す。食事で摂取した

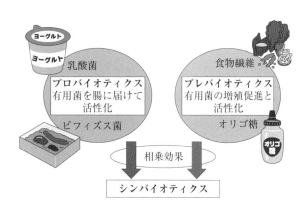

図2-54　シンバイオティクスの概念

炭水化物が消化されると、消化された単糖が吸収され、速やかに血糖値が上昇する。血糖の濃度が上昇すると、膵臓から分泌されるインスリンというホルモンの働きにより、グルコースが細胞に取り込まれ、エネルギー源として利用される。血糖値が高い状態が続くことを高血糖と呼び、この状態が長く続くと、糖尿病など様々な病気を発症する危険が高まる。

一般に健常人が食事をすると、食後に血糖値が上昇し、通常2時間程度で低下する。食後の血糖値の急激な上昇は血糖値スパイクといわれ、血管の壁を傷つけ、動脈硬化が進行し、やがて心筋梗塞や脳梗塞を引き起こすリスクを高めると考えられている。よって、食後の急激な血糖値の上昇をおだやかなものに制御することは健康維持に有益であると考えられる。

炭水化物と同時に食物繊維を摂取することで、小腸の糖質の吸収を遅延させ、急激な血糖値の上昇が抑制できる。また、食品中のデンプンはアミラーゼやマルターゼなどの酵素によってグルコースに分解される。これらの酵素活性を阻害することでデンプンの消化速度を抑制し、急激な血糖値の上昇を回避することができ、消化酵素であるアミラーゼやマルターゼの働きを阻害し、デンプンの消化速度に影響を与える成分として、難消化性デキストリン、レジスタントスターチ、カテキン類やフラボノイド類があげられる。

植物の種子や塊茎に含まれているフィチン酸はタンパク質に結合する性質をもっているため、アミラーゼ、プロテアーゼの酵素活性を阻害することが認められている。ほかにも、ギムネマという植物に含まれているギムネマ酸は糖の能動輸送を妨げて血糖値の上昇を抑制する。炭水化物の摂取と同時に上記に示したような成分を摂取することで、急激な血糖値上昇を抑制できると考えられる。

(3) ミネラルの吸収促進作用をもつ成分　　ミネラルは私たちの生命活動にとって必須な成分である。ミネラルは体内で合成できないため、食べ物から補給しなければならない。同時に摂取する食べ物の組み合わせが、ミネラルの吸収率に影響を及ぼす場合があるので注意が必要である。

(a) カルシウム　　体内のカルシウムは99％が骨と歯に、残りの1％が血液などの体液や筋肉などの組織に存在している。血液などに存在しているカルシウムは止血作用や神経伝達や筋肉の収縮に関わっており、生命の維持や活動に重要な役割を担っている。

①　カルシウムの吸収を促進する成分　　ビタミンD、フラクトオリゴ糖、カゼインホスホペプチド、ポリグルタミン酸（納豆の粘り成分）。

②　カルシウムの吸収を阻害する成分　　ホウレン草に多いシュウ酸、穀物や豆類に多く含まれているフィチン酸、脂質やリンの過剰摂取。

(b) 鉄　　体内に存在する鉄の約70％は赤血球のヘモグロビンに結合しており、約5％はミオグロビンに結合して、約25％は肝臓、脾臓などに貯蔵されており、貯蔵鉄として存在している。食品中の鉄の種類には、肉・魚・レバーなど動物性食品に含まれるヘム鉄と、野菜・海藻・大豆など植物性食品に含まれる非ヘム鉄がある。私たちが摂取している鉄は非ヘム鉄が多いとされているが、ヘム鉄の方が非ヘム鉄より吸収が高い。鉄欠乏性貧血は、赤血球細胞内の重要なタンパク質であるヘモグロビンを構成する鉄が不足して起こる。

①　鉄の吸収を促進する成分　　ビタミンC、動物性タンパク質。

②　鉄の吸収を阻害する成分　　ホウレン草に多いシュウ酸、カフェイン、タンニン。

2）消化吸収後の生理調節機能

(1) 抗酸化作用をもつ成分　　活性酸素を消去する作用を「抗酸化作用」という。私たちは呼吸

によって酸素を取り込み、ミトコンドリアでATP[37]を産生して生命活動に必要なエネルギーを得ている。取り込んだ酸素のうち1〜3％が反応性の高い活性酸素種[38]に変換されると推測されている。活性酸素は反応性に富み、様々な生体反応に関与するエネルギーの高い酸素種であり、ウィルスや病原菌に対する殺菌作用を有しており、また、白血球から産生される活性酸素（スーパーオキシド・過酸化水素など）は、体内の免疫機能や感染防御において重要な役割を担っている。また細胞間のシグナル伝達、排卵、受精、細胞の分化・アポトーシスなどの生理活性物質としても利用されていることから、活性酸素は体内で重要な生理作用を担っている。

　体内で活性酸素が過剰に発生した場合、私たちには自ら消去する防衛システムが備わっているが、防御システムによる消去や修復を上回るほど多くの活性酸素が発生し、酸化ストレスにより多くの細胞がダメージを受けた場合、老化やがんや血管の病気をはじめとした全身の病気につながる可能性が示されている。生体内で発生した活性酸素との関連が示唆されている疾病は、動脈硬化、心筋梗塞、がんのほか、パーキンソン病、アルツハイマー病、多発性硬化症、白内障、気管支喘息、潰瘍性大腸炎、糖尿病、自己免疫疾患など、多数の疾病があげられる。以上のことから、過剰に発生した活性酸素をコントロールし、体内での酸化ストレスを抑制することは、私たちの健康維持・増進、疾病予防にとって大変重要なことであると考えられる。

　活性酸素がもたらす過剰な酸化ストレスから身体を守り、疾患予防や老化を防止するためには、食べ物に含まれている抗酸化作用をもつ成分を利用することは効果的であると考えられる。よって、抗酸化作用をもつ成分の疾病予防、特に生活習慣病といわれる動脈硬化、糖尿病、がんなどに対する抑制効果が期待されている。以下に、抗酸化性機能を有する成分について述べる。

　(a)　アスコルビン酸（ビタミンC）　　アスコルビン酸は、強い還元性を有しており抗酸化作用を示す。その還元性はエンジオール基という部分が担っている。アスコルビン酸は血管中では還元型のアスコルビン酸として存在し、対象の物質に水素を与え、酸素を奪い、自身は酸化型のデヒドロアスコルビン酸となる。このような抗酸化作用を有していることから、アスコルビン酸は食品添加物としても広く使用されている。

　(b)　α-トコフェロール（ビタミンE）　　α-トコフェロールは強い抗酸化性を有し、強力でしかも安全な酸化防止剤として知られている。アスコルビン酸は水溶性であるのに対し、α-トコフェロールは脂溶性であるため、生体膜などの疎水性部分に取り込まれることができ、その周辺に存在している活性酸素を効率よく消去することができる。α-トコフェロールは脂溶性のラジカル捕捉剤として作用し、光や熱などによって、油脂と酸素が反応して生じるペルオキシラジカルを速やかに捕捉し、危険なラジカルを消滅させ、連鎖反応が続くのを阻止することにより抗酸化作用を発揮している。

　(c)　ポリフェノール類　　ベンゼン環に水酸基が結合した化合物をフェノールといい、その水酸基が1つのベンゼン環に2個以上結合した化合物をポリフェノールという。化学的には「芳香族環に2つ以上のフェノール基を有する物質」と定義されており、包含する範囲は極めて広い化合物群

37　ATP：アデノシンに3分子のリン酸が結合したヌクレオチド。すべての植物、動物および微生物の細胞内に存在するエネルギー分子。

38　活性酸素種：大気中に含まれる酸素分子（O_2）に由来する反応性に富む一群の分子群の総称。一重項酸素（$^1O_2$）、ヒドロキシルラジカル（$HO\cdot$）、過酸化水素（H_2O_2）などが含まれる。

表 2-36　ポリフェノールとそれを含んでいる食材

構造上の分類	ポリフェノールの名称	含んでいる食材
アントシアニン	デルフィニジン	ブルーベリー、赤ワイン
	シアニジン	ブルーベリー
	ナスニン	ナス
フラボノイド（狭義）	アピゲニン	セロリ、ピーマン、パセリ
	ヘスペリジン	ミカン、レモンなどのかんきつ類
	ルチン	ソバ ミカンなどのかんきつ類
	ケルセチン	タマネギ、ブロッコリー
	イソフラボン	大豆、大豆製品
カテキン	エピカテキン	ココア
	エピガロカテキンガレート	緑茶
その他	テアフラビン	紅茶
	クロロゲン酸	コーヒー
	クルクミン	ターメリック、ショウガ

注）狭義のフラボノイドには、構造の違いからフラボノール類、フラボン類、フラバノン類、フラバノノール類、イソフラボン類があり、その多くは糖と結合して配糖体として存在している

である。植物界に広く分布し、植物の苦味や色素の成分として存在し、自然界に5000種類以上あるといわれている。その構造は多様であり、果物、野菜類をはじめ、穀類、豆類、香辛料など多くの食品に含まれている。ポリフェノール成分が示す多様な機能が徐々に明らかになるにつれて、食品の重要な健康成分として認識されるようになった。

ポリフェノールの仲間には、フラボノイド、リグナン[39]、タンニン、単純フェノール類等、多様なグループが存在している。代表的なポリフェノールとそれを含む食材を表2-36に示した。ポリフェノールはそれぞれ独特の機能性を有するが、共通して強力な抗酸化作用をもっていることが特徴である。以下に、抗酸化性を有する代表的なポリフェノールについて述べる。

①　カテキン　カテキンは、代表的なポリフェノールで、緑茶をはじめとしたお茶類に含まれ、苦味や渋味を示す成分である。その抗酸化力は α-トコフェロールの50倍ともいわれている。茶に含まれる茶カテキンには代表的な5種類のカテキンが含まれており、これらのうちエピガロカテキンガレート[40]は茶カテキン全体の50％以上を占める。

最近の研究から、一定量のカテキンを摂取し続けると、肝臓での脂質代謝が活性化し、エネルギー消費が高まり、体脂肪が減少することが報告されている。またカテキンを継続的に摂取し続けると、食事誘発性熱産生[41]が上昇することも認められており、カテキンの肥満抑制に対する機能性が期待されている。

②　イソフラボン　大豆や大豆製品に含まれるイソフラボンはポリフェノールの一種で、主に大豆の胚芽部分に多く含まれており、強い抗酸化作用が認められている。大豆イソフラボンは主に配糖体[42]として存在しており、配糖体から糖部分が分離したものをアグリコン型といい、このアグ

39　リグナン：植物に含まれている化合物群の一種である。植物由来のポリフェノールで、油脂の酸化防止作用をもつ。エストロゲンに似た作用をもつ化合物群。

40　エピガロカテキンガレート（Epigallocatechin Gallate）：英語表記の頭文字を取って、EGCGと表され、エピガロカテキンと没食子酸のエステルでカテキン類の一種である。植物の中で特に茶に最も豊富に含まれている。

41　食事誘発性熱産生：摂食後に起こる栄養素の消化・吸収によって生じる代謝に伴うエネルギー消費量の増加。食事を摂取すると体内で消化・吸収された栄養素が分解され、その一部が体熱となって消費される。そのために、食後は安静にしていても代謝量が増加する。この代謝の増加を食事誘発性熱産生（Diet Induced Thermogenesis：DIT）という。

42　配糖体：糖がグリコシド結合により糖以外の様々な原子団と結合した化合物の総称。配糖体のもととなる糖をグリコン（glycone）と呼び、配糖体から糖が取れたものをアグリコン（aglycone）と呼ぶ。

リコン型が強い抗酸化機能を発揮する。また、イソフラボンは女性ホルモンのエストロゲン[43]に似た作用をもっていることから、月経前症候群（PMS）[44]や更年期症状を軽減する効果が期待されている。

③　セサミン　　ゴマに含まれるリグナン類の一種で、ゴマに0.5〜1%程度含まれている。セサミンは、試験管内の反応において抗酸化活性はほとんど認められないが、動物あるいはヒトの体内においては、過酸化脂質の生成を抑制することが報告されている。経口摂取したセサミンは、主として門脈を介して吸収されて肝臓に運ばれ、その過程で抗酸化作用を有するカテコール[45]に変換されて、体内で抗酸化性をもつ構造へと変化する。セサミンの機能性は抗酸化性のほかに、コレステロール低下作用、抗高血圧作用、肝臓がん予防作用などが報告されている。

(2)　循環器系に関わる成分（血圧調整作用）　　血圧とは全身を循環する血液が血管に与える圧力のことで、一般に心臓から送り出される血液が動脈内の血管壁にかけている圧力のことをいう。血圧値は、血液量（心拍出量）と血管の抵抗（内腔の狭さ）によって決まるため、動脈硬化などにより血管が細く狭くなり、血管の弾力性が失われると血流量が増え、血管の損傷が起こると、高血圧が引き起こされる。高血圧の原因は様々であり、遺伝的な要因、生活習慣、加齢などの要因に加え、塩分過多の食事などの食習慣も大きく影響すると考えられる。高血圧を発症すると、脳出血、脳梗塞、心不全などが引き起こされるリスクが高くなることから、高血圧症の予防や改善は健康維持や疾病予防に大切であると考えられる。

高血圧症の予防に関しては、特に日常の食生活の習慣を見直す必要性が強く叫ばれている。一般的に塩分制限、カロリー制限のほか、適度な運動などの習慣は高血圧症予防のために重要である。

血圧低下作用をもつ成分や食品として、古くから日本で日常的に飲まれてきた緑茶に含まれるカテキンやγ-アミノ酪酸（Gamma-Amino Butyric Acid：GABA）、ゴマに含まれているセサミン、タマネギに含まれているケルセチン、黒酢などがあり、これらはヒト臨床試験において血圧低下作用が報告されている。また、酢酸や杜仲茶[46]は血管を拡張する作用により降圧作用をもたらす。また、動物実験においては、アミノ酸であるメチオニン、タウリンが高血圧発症を抑制することが認められている。

以下に代表的な血圧調節系であるレニン・アンジオテンシン系血圧調節について述べる。

・レニン・アンジオテンシン系　　高血圧の発症メカニズムには様々な要因が考えられるが、中でも食品成分との関連が注目されているのが、血圧上昇に関わる代謝系であるレニン・アンジオテンシン系である（図2-55）。

腎臓から分泌されるレニンは、肝臓で合成されるアンジオテンシノーゲンを基質として、ポリペ

43　エストロゲン：女性ホルモンの一種で、卵胞ホルモンとも呼ばれている。エストロン、エストラジオール、エストリオールの3種類からなる。卵胞や黄体から分泌される女性らしい体つきを促進するホルモン。

44　月経前症候群（Premenstrual Syndrome：PMS）：月経（生理）が始まる3〜10日ほど前から身体や心に様々な不快症状が起こる状態。ひどい場合は日常生活に支障をきたす場合もある。月経の開始とともに症状は改善されることが多い。

45　カテコール：フェノール類の一種で、ベンゼンの2つの隣接した水素がヒドロキシ基に置換した化合物。ベンゼン環上のオルト位に2個のヒドロキシ基を有する。タンニン・リグニンを分解して得られる。

46　杜仲茶：漢トチュウ目トチュウ科のトチュウという木の乾燥した若葉にお湯を加えて抽出した飲み物。トチュウの樹皮は漢方薬としても使われ、日本でも医薬品として認定されている。杜仲茶は味や香りにはくせがなく、ほんのりとした甘さがあるのが特徴。高血圧予防やメタボリックシンドローム予防などの効果が期待されている。

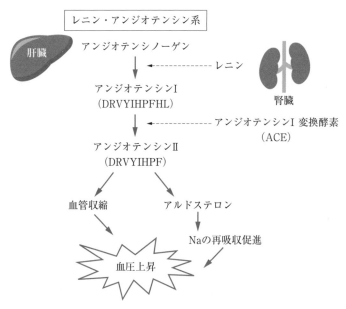

図 2-55　レニン・アンジオテンシン系における血圧上昇

プチドの一種であるアンジオテンシンIを産生する。アンジオテンシンI変換酵素（Angiotensin Converting Enzyme：ACE）は、アンジオテンシンI（DRVYIHPFHL）に作用し、C末端の2残基（HL）を切り離して、昇圧ホルモンであるアンジオテンシンII（DRVYIHPF）に変換させる作用をもっている。

アンジオテンシンIから産生されたアンジオテンシンIIは、血管を収縮させ、アルドステロンの分泌を促進し、体内にナトリウムや水分を保持させ、結果的に血圧上昇を引き起こす。ACE活性を阻害するとアンジオテンシンIIの生成が抑制して、血圧上昇を抑制することができる。

様々な食品成分でACE活性阻害作用が検討され、ACE阻害活性の作用をもつ様々な成分が発見されている。その中でもペプチドが最も多く、ACE活性を阻害するペプチドは約400種類が報告されており、天然タンパク質を酵素分解して得られたペプチドが多く含まれている。ACE活性阻害作用を有するペプチドを組む食品素材は、魚類ではオキアミ、イワシ、マグロ、カツオ、植物ではゴマ、トウモロコシ、大豆、ノリ、ソバなどが報告されている。また、γ-アミノ酪酸（GABA）もACE活性阻害作用が認められている。

3）免疫系の調整に関わる成分

ヒトを取り巻く環境には多くの病原体が存在し、インフルエンザや結核などの病原体はヒトの健康にマイナスの要因を与える。免疫とは自己と非自己を認識し、病原体や毒素などの外来から体内に侵入した異物を非自己と認識し、排徐する生体防御機構のことを意味する。

近年の研究から、過剰な脂質・糖質によるエネルギー過剰摂取、タンパク質の不足、極端な栄養およびエネルギー不足は免疫機能の低下を引き起こすことが知られており、食生活が免疫機能に与える影響は大きいと考えられている。食品には免疫機構を増強する因子や抑制する因子が存在することが明らかになっていることから、栄養の質や量を考慮した適切な食生活を送ることは、免疫機能を正常に保つために大切な要因である。

食品成分の中には免疫機能を向上させるものが数多く存在している。乳酸菌は血中の食細胞[47]やNK細胞[48]の活性化による自然免疫系の増強作用を有し、さらに血中IgA[49]の増加など獲得免疫系の活性化も示されており、自然免疫[50]と獲得免疫[51]の両方に作用を示すことが示唆されている。ま

47　食細胞：動物体内にあって食作用をもつ遊走細胞の総称。遊走性またはそれに類した性質を示す細胞で、食細胞活動により体内の異物を細胞内に取り入れ分解する。

た、乳酸菌が腸管内で増殖して定着し、酢酸や乳酸などの有機酸を産生することにより、腸管内を酸性に変化させ病原菌の増殖を抑制し、感染防御にも貢献していることが示されている。

　一方、乳酸菌のほかには、タンパク質、アミノ酸、多糖類、ビタミン、脂肪酸などの食品由来成分が免疫機能を制御することが知られている。アミノ酸であるアルギニンは腸管の粘膜下に存在するマクロファージやリンパ球、好中球などの免疫細胞活性を高めることにより、免疫能を亢進させる作用を有している。アミノ酸の中で最も血中濃度が高いグルタミンは、リンパ球、マクロファージ[52]などの免疫に関与する細胞のエネルギー源として利用されるため、免疫能の向上に関与しているといわれている。

　海藻に含まれる多糖類のアルギン酸やキノコに含まれる β-グルカン[53] のような特定の物質も免疫機能を増強する報告がある。ビタミン類においてはビタミン A が欠乏すると IgA の産生が低下し、マクロファージや T 細胞[54] の機能低下により免疫力が低下し、ミネラルではセレンや亜鉛欠乏は免疫力の低下を招くといわれている。

4）神経系に関わる成分

　細胞間の情報伝達の役割をする組織として神経系が存在する。神経系は脳と脊椎にある「中枢神経」と全身にある「末梢神経」からなる。例えば、「手や足に存在する神経」は末梢神経に該当する。神経系を構成する細胞である神経細胞（ニューロン）によって緻密なネットワークが構成され、体中で情報伝達が行われている。

　天然アミノ酸である γ-アミノ酪酸（GABA）は、主に脳や脊髄で「抑制性の神経伝達物質」として働いており、ドーパミンなど興奮系の神経伝達物質の過剰分泌を抑えて興奮を鎮め、リラックスを誘導する作用を有している。発芽玄米は、100 g 中に 10 mgGABA が含まれている。一方、トウガラシの辛味成分であるカプサイシンは感覚神経から中枢神経系を介して副腎のアドレナリンの分泌を活発にさせ、脂肪代謝などのエネルギー代謝を促進したり、発汗を促し、感覚神経を介して胃

---

48 NK 細胞：ナチュラル・キラー（Natural Killer：NK）細胞を略したもので、自然免疫の主要因子として働く細胞傷害性リンパ球の一種である。全身をパトロールしながら、がん細胞やウィルス感染細胞などを見つけ次第攻撃する。NK 細胞は血液中に存在するリンパ球の 10〜30 % を占めている。

49 IgA：免疫グロブリン A（Immunoglobulin A）とも呼ばれ、哺乳類および鳥類に存在する免疫グロブリンの一種である。二量体 IgA（分泌型 IgA）は粘膜面で主体的に活躍し、消化管や呼吸器における免疫機構の最前線として機能している。

50 自然免疫：人間にもともと備わっている体の免疫システムで、免疫細胞が自己と非自己を認識することで、非自己である病原体をいち早く認識し、病原菌を排除する仕組みのこと。活躍する細胞は、主に好中球やマクロファージ、樹状細胞といった食細胞である。

51 獲得免疫：感染した病原体を特異的に見分け、それを記憶することで、再び同じ病原体が体内に侵入した時に効果的に病原体を排除できる仕組みのこと。自然免疫と比較すると、応答までにかかる時間は長く、数日を要する。活躍している細胞は、主に T 細胞や B 細胞といったリンパ球である。

52 マクロファージ：白血球の一種。直径 15〜20 μm の比較的大きな細胞で、全身の組織に広く分布しており、自然免疫において重要な役割を担っている。遊走性の食細胞で、体内に生じた変性物質や侵入した細菌などの異物を捕食して消化している。

53 β-グルカン：グルコースがグリコシド結合で結合した多糖であるグルカンのうち、β-グリコシド結合でつながった重合体の総称である。植物や菌類、細菌など自然界に広く分布している。

54 T 細胞：リンパ球の一種で、血中リンパ球の 60〜80 % を占める。免疫応答の司令塔ともいうべき大切な細胞集団で、胸腺（Thymus）で作られるため、頭文字を取って T 細胞と名づけられた。T 細胞は、キラー T 細胞とヘルパー T 細胞の 2 種類に大別される。T 細胞は、細胞表面に発現する T 細胞抗原受容体を介して、マクロファージや樹状細胞などの抗原提示細胞から抗原情報を受け取り、様々な機能を発揮する。

コラム15　グリセミックインデックス (血糖指数) (Glycemic Index：GI)

　　血糖上昇という消化性炭水化物の生理機能の違いに着目して、消化・吸収される炭水化物の質的評価を行うための指標である。1981年にデヴィッド・J・ジェンキンズ博士らが、食品による血糖値の上がり方の違いを発見し提唱した (Jenkins, Wolever, et al, 1981)。食品の炭水化物50gを摂取した際の血糖値上昇の度合いを、グルコースを100とした場合の相対値で表すとされる。食品中に含まれる糖と食物繊維の量と種類が関係する。グリセミックインデックスの低い食べ物は血糖値の吸収速度がゆるやかで、急激な血糖値の上昇は見られない。反対にグリセミックインデックスの高い食べ物はすぐにエネルギー源として利用可能であり、運動前に摂取することには適している。ただし、血糖値が食後急激に上がらないような食事や質が、糖尿病を防ぐためには大事なことといわれている。

　　代表的な食品のGIは以下の通りである。パン (69)、米 (72)、ジャガイモ (80)、大豆 (15)、リンゴ (39)、バナナ (62)、アイスクリーム (36)。

酸の分泌を抑制することが報告されている。

5）骨系に関わる成分

　骨は絶えず「破壊」と「再生」を繰り返し、古い骨から新しい骨へと生まれ変わっている。この現象を「骨のリモデリング (再構築)」という。骨のリモデリングは、骨の形成と骨の分解 (骨吸収) のバランスによって維持されている。しかし加齢などによりこのリモデリングのサイクルがうまく働かなくなると、骨の分解が骨の形成を上回り、骨の減少が起こる。

　骨粗鬆症とは「骨量低下と骨組織の微細構造の異常を特徴として、骨の脆弱性が増し、骨折リスクが高まった状態」であると世界保健機関 (World Health Organization：WHO) により定義されている。骨粗鬆症になると、骨を作成する骨芽細胞に対し、骨を破壊吸収する破骨細胞の働きが上回り、骨破壊が促進し、骨密度と骨強度が低下してもろく骨折しやすい状態になる。

　骨量は成長期に増加し、骨の強さの指標である骨密度は、男女ともに20歳くらいで最高値に達し、その後しばらくは維持されたのち、減少する傾向を示す。特に女性においては、女性ホルモンが骨の代謝を調節しているため、閉経により女性ホルモンが減少すると骨粗鬆症を発症するリスクが高まる。さらに、若年層においても過度なダイエットを繰り返すことにより骨粗鬆症を発症する場合もある。

　また、一般的に筋力は加齢に伴って徐々に低下する。加齢による筋力や認知機能の低下から、高齢者は転倒しやすくなり、骨折のリスクが高まる。高齢者の骨折は栄養状態の低下を招く場合が多く、特に大腿骨の骨折は死亡率とも強い相関があることが報告されている。このように、健康維持・増進、生活の質の維持・向上のためにも骨折予防はすべての年代において重要な課題である。

　骨粗鬆症は、加齢などの除去できない要因とは別に、食事の見直しや運動などの生活習慣の改善により回避できる場合がある。以下に骨形成に関わる成分について述べる。

　⑴　**カルシウム**　　人体に最も多く含まれるミネラルであり、体内のカルシウムのうち99％が骨、歯の構成成分として働いている。カルシウムの摂取量が少ない、または腸管からのカルシウムの吸収が低い場合、骨量が減少することが認められ、ヒト疫学研究においても、カルシウム摂取量と骨密度の間に有意な正の相関関係が確認されている。よって、カルシウムは骨形成のカギを握る最も重要な成分である。

　一方、リンはカルシウムとともに骨の主要な構成要素である。加工食品やインスタント食品に食品添加物として含まれており、過剰になりがちな栄養素である。リンを過剰に摂取するとカルシウ

ムの吸収が阻害されるため注意が必要である。慢性的にカルシウムの摂取量が不足すると、カルシウムが骨から取り出される量が多くなり、骨量が減少し、骨粗鬆症になるリスクが高まる。

　以上のことから、健康で丈夫な骨形成のためには、食事から十分な量のカルシウムを継続的に摂取することが必須である。

　(2)　**ビタミンD**　　ビタミンDは副甲状腺ホルモン (PTH)[55] とともに、細胞外液カルシウム濃度調節の役割を担っており、骨形成と維持に必要なカルシウムの吸収をコントロールしている。ビタミンDが欠乏すると、カルシウムの吸収が阻害され、骨形成に必要なカルシウムが不足し、くる病・骨軟化症を引き起こす。

　生理学的に重要なビタミンDは数種類あることが知られており、主にビタミン D_2 （エルゴカルシフェロール）とビタミン D_3 （コレカルシフェロール）があげられる。さらにビタミンDには2つの供給方法がある。1つは、食品からビタミン D_2 とビタミン D_3 を摂取する方法である。ビタミンDを天然に含む食品は非常に限られている。ビタミン D_3 を多く含む食品はサケ、マグロ、サバといった脂肪含量の高い魚介類があげられ、ビタミン D_2 を多く含む食品はキノコ類である。もう1つの方法は、紫外線を浴びることにより皮膚上でビタミンDを合成する方法である。皮膚に存在するプロビタミン D_3 （7-デヒドロコレステロール）が日光中の紫外線の照射を受け、ビタミン D_3 を合成する仕組みである。

　ほとんどの人がビタミンDの所要量の少なくとも一部を日光（紫外線）曝露によって得ている。季節、時間帯、日照時間、天候、皮膚のメラニン量などはビタミンD合成に影響を与える要因である。ビタミンD合成に必要な紫外線を得るためには、意識して一定時間太陽にあたる時間を設けることが望ましいが、同時に紫外線は皮膚がんを発生させる要因でもあるので過度な日光曝露には注意しなければならない。また、日焼け止めの使用、衣服で身体を覆っている人や日光にあたる時間が短い人は、浴びる紫外線量が制限されることが予想され、ビタミンD合成に必要な紫外線が得られていない場合がある。このような人は食生活にビタミンDを多く含む食品を意識して取り入れることを心がけることが必要である。

　(3)　**ビタミンK**　　ビタミンKは血液凝固を促進することが知られているが、骨形成にも重要な働きをもつ。ビタミンKは骨に存在する**オステオカルシン**[56] というタンパク質を活性化し、カルシウムを骨に沈着させて骨の形成を促す作用をもつ。

　オステオカルシンは、骨にカルシウムを結合させる、一種の接着剤のような役目を担っており、骨芽細胞で活性型ビタミンDにより生合成される。ビタミンKの存在下で、オステオカルシンは酵素によりカルボキシル化され、カルシウムと結合した形で骨の結晶構造であるヒドロキシアパタイトへ移行し、骨にカルシウムを沈着させる働きを有している。ビタミンKはオステオカルシンの機

55　副甲状腺ホルモン（Parathyroid Hormone：PTH）：副甲状腺から分泌される84アミノ酸から構成されるポリペプチドホルモンで、パラトルモンとも呼ばれる。血液のカルシウムの濃度を増加させるように働く。PTHは破骨細胞を間接的に刺激して骨吸収を促進する。副甲状腺ホルモンの最も重要な役割はカルシウム代謝の恒常性維持である。

56　オステオカルシン：骨特異タンパク質で、骨芽細胞で産生され、骨中に含まれているタンパク質である。骨の硬さを調節したり、骨の細胞が接合しやすい足場を作る働きをもつ。近年の研究により、骨芽細胞から分泌される「オステオカルシン」は大切なメッセージ物質で、脳、精巣、筋肉、膵臓などに働きかけ、記憶力、筋力、精力などをアップする「若返り物質」として働くことが報告されている。

コラム16　骨の成長と骨と運動の関係

　骨の代謝周期は長く、すべての骨が入れ替わるのに数年間を要する。骨を構成しているのは、およそ70％のリン酸カルシウム、20％のコラーゲン、10％の水分である。胎児の骨は、骨がほとんど形成されておらず、頭蓋骨を除き、やわらかい軟骨でできている。新生児の骨は成長に備えて骨と骨が離れて存在している。そのため、骨の数は成人より新生児の方が多い。成長するに従って、骨の中央に血管が侵入し、そこからカルシウムが運び込まれ、沈着して軟骨が骨に変化し、ばらばらだった骨がつながって融合していく。一般に男性では18歳、女性では16歳ごろまでにすべての骨が融合する。成人と同じ骨に成長するにはかなりの年月を要する。

　運動が骨密度を増加させることが認められている。無重力ですごす宇宙飛行士は骨密度が急激に減少することが報告されている。骨密度を増加させるのに効果的な運動は、ジャンプやランニングなどの衝撃や負荷の多い運動である。骨を維持するためには骨形成に関係する栄養素を摂取するだけではなく、習慣的に運動を続けることも重要である。

能性を介して、骨における骨形態の改善、コラーゲン代謝への関与などを通して骨強度改善に寄与していると推察されている。

　ビタミンKの摂取不足は、疫学的に骨折リスクを増加させることが示されている。ビタミンKは様々な食品中に広く含まれており、また腸内細菌によっても合成されるので、健常人では不足することは稀であるといわれている。食品では、藻類、野菜類、豆類、肉類、乳類、卵類に含まれており、特に納豆に多く含まれている。納豆にはイソフラボンも含まれていることから、特に更年期の女性の骨の健康維持に有効である。

6）健康食品とは

　健康食品と呼ばれるものについては、法律上の定義はなく、広く健康の保持増進に資する食品全般を指す。その中で、国が定めた安全性や有効性に関する基準等を満たした食品を「保健機能食品」と称し、機能性の表示が許可されている。「保健機能食品」は国への許可等の必要性や食品の目的、機能等の違いによって、図2-56に示すように「特定保健用食品」と「栄養機能食品」「機能性表示食品」の3つに分類される。

　「保険機能食品」は、医薬品やいわゆる「健康食品」とは区別されている。「保健機能食品」に含まれる「特定保健用食品」「栄養機能食品」「機能性表示食品」はいずれも医薬品とは異なり、疾病の治療・治癒・予防等を目的として摂取するものではなく、機能性や安全性を確認したうえで、食生活の改善などと組み合わせて利用すべきである。

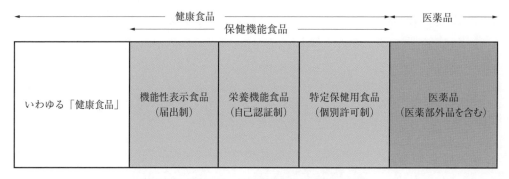

図2-56　健康食品、保健機能食品、医薬品の分類

出典）厚生労働省ホームページ「健康食品」

（1）**特定保健用食品**（通称トクホ）　特定保健用食品とは、身体の生理学的機能や生物学的活動に影響を与える食品の三次機能（生体調節機能）を強調し、機能成分（関与成分）を含み、その摂取により特定の効果が期待できる旨の表示（保健用途の表示）が提示されている食品である。

食品を特定保健用食品として販売するには、個別に生理的機能や特定の保健機能を示す有効性や安全性等に関して、国の消費者庁の審査などを受けて許可（承認）を得なければならない。承認後は、消費者庁から具体的な保健用途を表示することが許可される。特定保健用食品および条件付き特定保健用食品[57]には、許可マーク（図2-57）が付されている。

現在、「血糖・血圧・血中のコレステロールなどを正常に保つことを助ける」「おなかの調子を整える」「骨の健康に役立つ」「食後の血中中性脂肪の上昇をおだやかにする」などの保健用途の表示が許可されている。表2-37に特定保健用食品の用途と保健機能性成分を示す。

2005年の特定保健用食品制度の見直しにより、①一定の有効性が確認される食品を条件付きで特保として許可、②関与成分の疾病リスク低減効果が医学的・栄養学的に確立されている場合、表示の容認、③「食生活は、主食、主菜、副菜を基本に、食事のバランスを。」の表示の義務化、が追加変更された。この新たな制度によって疾病リスク低減表示[58]が認められた関与成分は「カルシウム」と「葉酸（プテロイルモノグルタミン酸）」である。

（2）**栄養機能食品**　身体の健全な成長、発達、健康の維持に必要な栄養成分（ミネラル、ビタミン等）の補給・補完を目的としたもの。科学的根拠が十分にある栄養機能について表示することが

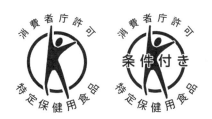

図2-57　特定保健用食品マーク

表2-37　特定保健用食品の用途と保健機能性成分の例

保健用途	保健機能性成分の例
おなかの調子を整える	乳酸菌、ビフィズス菌、オリゴ糖、難消化性デキストリン
コレステロールが高めな方	キトサン、海藻由来の水溶性食物繊維、植物ステロール
血糖値が高めな方	乳果オリゴ糖、グァバ葉ポリフェノール、小麦アルブミン
体脂肪が気になる方	中鎖脂肪酸、コーヒー豆、マンノオリゴ糖
血圧が高めな方	杜仲葉配糖体、γ-アミノ酪酸（GABA）、サーデンペプチド
骨の健康が気になる方	納豆菌、フラクトオリゴ糖、大豆イソフラボン
歯の健康維持	パラチノース、茶ポリフェノール、キシリトール
肌の乾燥が気になる方	米胚芽由来のグルコシルセラミド

---

57 条件付き特定保健用食品：特定保健用食品の審査で要求している有効性の科学的根拠のレベルには届かないものの、一定の有効性が確認される食品を、限定的な科学的根拠である旨の表示をすることを条件として許可する特定保健用食品。

58 疾病リスク低減表示が認められた関与成分であるカルシウムと葉酸の表示を以下に示す。

カルシウム：「この食品はカルシウムを豊富に含みます。日頃の運動と適切な量のカルシウムを含む健康的な食事は、若い女性が健全な骨の健康を維持し、歳をとってからの骨粗鬆症になるリスクを低減するかもしれません」。

葉酸：「この食品は葉酸を豊富に含みます。適切な量の葉酸を含む健康的な食事は、女性にとって、二分脊椎などの神経管閉鎖障害を持つ子どもが生まれるリスクを低減するかもしれません」。

表 2-38　機能の表示をすることができる栄養成分

脂肪酸（1種類）	n-3 系脂肪酸
ミネラル（6種類）	亜鉛、カリウム、カルシウム、鉄、銅、マグネシウム
ビタミン（13種類）	ナイアシン、パントテン酸、ビオチン、ビタミン A、ビタミン B_1、ビタミン B_2、ビタミン B_6、ビタミン B_{12}、ビタミン C、ビタミン D、ビタミン E、ビタミン K、葉酸

━━ コラム１７　緑茶と紅茶の機能性 ━━

　茶（*Camellia sinensis* L.）はツバキ科の植物の葉から作られ、世界で最も飲まれている飲料である。発酵工程の有無により、緑茶（発酵過程を伴わない不発酵茶）、紅茶（十分に発酵させた発酵茶）、その中間に位置するウーロン茶（半発酵茶）に大別される。茶葉にはポリフェノールの一種であるタンニンのほか、カテキン類、テアニン、グルタミン酸等の遊離アミノ酸、食物繊維、カフェインなどの機能性成分が豊富に含まれている。茶に多く含まれるカテキン類には血圧上昇抑制作用や、がん抑制作用も認められている。

　日本国産の品種である「べにふうき」は「べにほまれ」と「枕 Cd86」を交配して誕生した日本初の紅茶品種である。「べにふうき」緑茶に含まれるメチル化カテキンは抗アレルギー活性が認められており、ヒト試験において「べにふうき」緑茶の摂取がスギ花粉症の症状の緩和効果を有していることが報告された。

　紅茶は茶葉を揉捻、発酵させて生産される。この発酵過程により緑茶に含まれていたメチル化カテキンは消失するため、「べにふうき」紅茶にはメチル化カテキンは含まれておらず、スギ花粉症の症状の緩和効果をもたない。しかし、発酵過程でカテキン類から新たにテアフラビン、テアルビジンが生成されるため、緑茶よりも多様なポリフェノールを含んでいる。紅茶に含まれるテアフラビンなどのポリフェノールには、脂質吸収抑制作用、発がん抑制作用などが認められており、カテキン類よりも優れた抗酸化作用をもつことが報告されている。

できる。高齢者や病後の人など、通常の食生活を行うことが難しく、1日に必要な栄養成分を摂取することが困難な人に対して、栄養成分の補給・補完の目的で摂取する食品を指している。機能性を表示できる栄養成分を表 2-38 に示す。現在は、ミネラル 6 種類、ビタミン 13 種類、n-3 系脂肪酸が表示を容認されている。

　対象食品は、消費者に販売される容器包装に入れられた一般用加工食品および一般用生鮮食品などが含まれる。栄養機能食品として販売するためには、1 日あたりの摂取目安量に含まれる栄養成分量が、定められた上・下限値の範囲内にある必要があるほか、栄養成分の機能だけでなく注意喚起等も表示することが求められている。栄養機能食品と称して販売するには、国が定めた規格基準に適合する必要があり、その規格基準に適合すれば国への許可申請の必要はなく、企業の責任において栄養成分の機能を表示して製造・販売することができる。

（3）機能性表示食品　機能性をわかりやすく表示した食品の選択肢を増やすことを目的として、2015 年に「機能性表示食品制度」が設けられた。事業者の責任において、特定の保健の用途に対する科学的根拠に基づいた機能性をわかりやすく表示した食品である。国の定めるルールに基づいて、事業者が最終製品を用いた臨床試験あるいは最終製品または機能性関与成分に関する研究レビューなど、食品の安全性と機能性に関わる科学的根拠を消費者庁長官に届け出ることが義務づけられている。機能性表示食品が対象としているのは、疾患に罹患していない人で、未成年や妊産婦、授乳婦は対象とされていない。

　機能性表示食品の表示は事業者の責任においてなされており、特定保健用食品と異なり消費者庁長官の許可を得るための審査は行われていない。製品には「届出番号」が表示され、「安全性の評価」「機能性の評価」「生産・製造、品質の管理」「健康被害の情報収集体制」など、届けられた情報は消費者庁の Web サイトで公開されている。特定保健用食品と同様に、「食生活は、主食、主菜、副菜を基本に、食事のバランスを。」の表示が併記されている。

引用・参考文献

【炭水化物】

高岡素子編著　2016 年『新版 食べ物と健康［食品学総論］（第 2 版）』八千代出版

津田謹輔・伏木亨・本田佳子監修　2018 年『Visual 栄養学テキスト　食べ物と健康Ⅰ　食品学総論―食品の成分と機能』中山書店

中村宜督・榊原啓之・室田佳恵子編著　2018 年『エッセンシャル　食品化学』講談社

水品善之・菊﨑泰枝・小西洋太郎編　2018 年『栄養科学イラストレイテッド　食品学Ⅰ　食べ物と健康　食品の成分と機能を学ぶ』羊土社

【脂質】

Dasgupta, S., Bhattacharyya, D. K., 2007, Dietary Effect of Gamma-Linolenic Acid on the Lipid Profile of Rat Fed Erucic Acid Rich Oil, *J. Oleo Sci.*, 56（11）, pp.569-577

López-Alarcón, M., Martínez-Coronado, A., et al, 2011, Supplementation of n3 Long-Chain Polyunsaturated Fatty Acid Synergistically Decreases Insulin Resistance with Weight Loss of Obese Prepubertal and Pubertal Children, *Arch Med Res*, 42, pp.502-508

Omernik, A., 2012, Supplementation of n-3 Polyunsaturated Fatty Acids, *Pol Merkur Lekarski*, 32, pp.55-58

Stoll, A. L., Severus, W. E., et al, 1999, Omega 3 Fatty Acids in Bipolar Disorder: A Preliminary Double-Blind, Placebo-Controlled Trial, *Arch Gen Psychiatry*, 56（5）, pp.407-412

【ビタミン】

川端輝江　2014 年『しっかり学べる！　栄養学』ナツメ社

新城雅子　2013 年「微生物によるビタミン生産」『Microbiol. Cult. Coll』29 巻 2 号、日本微生物資源学会、pp.91-96

【無機質】

伊藤貞嘉・佐々木敏監修　2020 年『日本人の食事摂取基準』第一出版

川上美智子・高野克己編著　2013 年『栄養管理と生命科学シリーズ　食品の科学総論』理工図書

社団法人日本栄養・食糧学会編　2006 年『栄養・食糧学データハンドブック』同文書院

高岡素子編著　2016 年『新版 食べ物と健康［食品学総論］（第 2 版）』八千代出版

中村宜督・榊原啓之・室田佳恵子編著　2018 年『エッセンシャル　食品化学』講談社

水品善之・菊﨑泰枝・小西洋太郎編　2018 年『栄養科学イラストレイテッド　食品学Ⅰ　食べ物と健康　食品の成分と機能を学ぶ』羊土社

【二次機能】

江本英司　2013 年「乳酸菌が生み出す香気とその活用」『日本乳酸菌学会誌』24 巻 2 号、日本乳酸菌学会、pp.71-78

公益社団法人日本フードスペシャリスト協会編　2014 年『3 訂 食品の官能評価・鑑別演習』建帛社

津久井亜紀夫　1998 年「食品中のアントシアニン色素について」『日本食生活学会誌』9 巻 1 号、日本食生活学会、pp.9-14

辻英明・海老原清・渡邊浩幸編　2021 年『食べ物と健康　食品と衛生　食品学総論（第 4 版）』講談社サイエンティフィク

中山勉・和泉秀彦編　2017 年『食品学Ⅰ（改訂第 3 版）』南江堂

日科技連官能検査委員会編　1973 年『新版 官能検査ハンドブック』日科技連出版社

藤井建夫　2004 年「水分活性の調整による微生物制御」『アサマパートナーニュース』102 巻、アサマ化成、pp.1-2

三浦靖　2014 年「食品レオロジーの面白さ　第 3 回　食品の流動」『日本レオロジー学会誌』42 巻 4 号、一般社

団法人日本レオロジー学会、pp.265-266

水品善之・菊﨑泰枝・小西洋太郎編　2018 年『栄養科学イラストレイテッド　食品学Ⅰ　食べ物と健康　食品の成分と機能を学ぶ』羊土社

森田潤司・成田宏史編　2016 年『食品学総論（第 3 版）』化学同人

好井久雄　1975 年「食品の水分活性」『味噌の科学と技術』260 巻、全国味噌技術会、pp.5-13

【三次機能】

Fuller, R., 1989, Probiotics in Man and Animals, *J Appl Bacteriol*, 66(5), pp.365-378

Gibson, G. R., Roberfroid, M. B., 1995, Dietary Modulation of the Human Colonic Microbiota: Introducing the Concept of Prebiotics, *J Nutr.*, 125, pp.1401-1412

Jenkins, D. J., Wolever, T. M., et al, 1981, Glycemic Index of Foods: A Physiological Basis for Carbohydrate Exchange, *Am J Clin Nutr.*, 34(3), pp.362-366

3 章

食 品 表 示

　従前の食品表示は、飲食に起因する衛生上の危害発生防止を目的とした食品衛生法、品質に関する適正な表示を目的としたJAS法、栄養の改善や国民の健康増進を図ることを目的とした健康増進法にてそれぞれにルールが定められていたが、事業者や消費者にとって、複雑でわかりにくいものであった。そこで、2009（平成21）年に内閣府に消費者庁が発足、食品の表示に関する3つの法律を統合し、2013（平成25）年に食品表示法が公布され、2015（平成27）年に事業者にも消費者にもわかりやすい表示ルールとした食品表示基準が策定され、食品表示法が施行された（図3-1参照）。食品の表示事項とその内容について、表3-1に示す。

① 食品表示の目的および概要

　食品表示法は、①食品を摂取する際の安全性の確保、②一般消費者の自主的かつ合理的な食品選択の機会の確保、③国民の健康の保護・増進、④食品の生産・流通の円滑化、などを目的としている。

　食品表示基準は、内閣総理大臣により、「名称」「アレルゲン」「保存の方法」「消費期限（賞味期限）」「原材料」「添加物」「栄養成分の量および熱量」「原産地その他」などについて定められている。食品については、「加工食品」「生鮮食品」「添加物」に区分され、基準が設けられている。

② JAS 規格

　JAS規格制度とは、農林水産大臣が制定した日本農林規格（JAS規格）により、①品位、成分、性能その他の品質、②生産の方法、③流通の方法の基準に合格した製品に、図3-2の通り、規格に合わせたマーク（JASマーク・有機JASマーク[1]・特色JASマーク）が貼付されるものである。

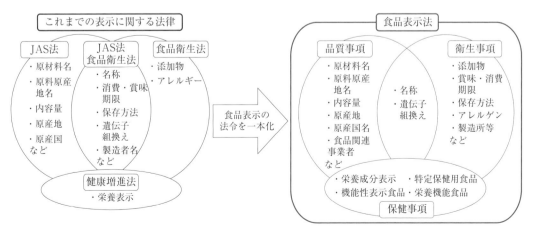

図 3-1　食品表示法の概要

表 3-1　食品表示事項とその内容

表示事項	内容
1　名称	その商品の内容を表す一般的な名称を記載。
2　原材料名	使用した原材料を原材料に占める重量の割合の高いものから順に記載。2種類以上の原材料からなる複合原材料を使用する場合は、その複合原材料名の後ろに括弧を付け、複合原材料中の重量割合の高いものから順に記載。
3　添加物	使用した添加物を添加物に占める重量の割合の高いものから順に、原材料名と明確に区分して記載。
	栄養強化目的、加工助剤、キャリーオーバーは除く。
4　アレルゲン	特に症例数や重篤度の高い特定原材料7品目「えび、かに、小麦、そば、卵、乳、落花生」を含む食品にはアレルゲンの表示が義務付けられている。特定原材料に準ずるものとして21品目の表示が推奨されている。
	原則、原材料名の直後に（　）をつけ、特定原材料を含む旨を個別表記するが、原材料の最後に一括して記載することも可能。 特定原材料由来の添加物の場合は添加物の直後に括弧をつけ、特定原材料に由来する旨を記載。
5　遺伝子組換え食品	「大豆、とうもろこし、ばれいしょ、なたね、綿実、アルファルファ、てん菜、パパイヤ」の8作物とその加工食品33食品群について、遺伝子組換え農産物を主要な原材料とする場合、その旨を記載する。
6　原料原産地名	国内で製造されたすべての加工食品（輸入品を除く）について表示が必要（執行猶予期間：2022年3月31日まで）。 使用した原材料に占める重量の割合が最も高い原材料の産地を記載。国産品の場合は「国産」である旨を、輸入品である場合は「原産国名」を記載。原材料が加工食品の場合は製造地又は産地を記載。（製造地を記載する場合は、「○○製造」と記載し、産地ではなく製造地であることが分かるようにする）
7　原産国	輸入品は原産国名を表示、ただし、水域名表示が困難な場合は、水揚げ港又はその港の都道府県名を表示。 畜産物で2か所以上で飼養された場合、一番長い期間飼養された場所を記載。 輸入された加工食品には、その食品が加工された国を記載。
8　内容量	重量、体積又は数量と単位を明記して記載。
9　消費期限又は賞味期限	品質が急速に劣化しやすい食品は、消費期限を「年月日」で記載し、それ以外の食品は賞味期限を「年月日」で記載する。（ただし、製造又は加工の日から賞味期限までの期間が3か月を超える場合は「年月」でも可）。期限表示が免除される食品もある。
10　保存方法	未開封の状態で、「消費期限」又は「賞味期限」が保証される保存方法を記載。
11　食品関連事業者	製造者、加工者、輸入者、販売者のうち、表示内容に責任を有する者の氏名又は名称及び住所を記載。
12　製造所等の所在地・製造者の氏名又は名称	製造所の所在地、製造者の氏名又は名称を記載。同一製品を2か所以上の製造所で製造している場合、製造所固有記号で表示することも可能。
13　栄養成分表示	消費者向けに販売される容器包装に入れられた加工食品には、「熱量、たんぱく質、脂質、炭水化物、食塩相当量」の5成分の栄養成分表示が原則必要。 ※栄養成分表示を省略することが可能な場合がある。

❸　国際食品規格

　国際食品規格とは、コーデックス（CODEX）[2] といい、現在唯一世界的に通用する食品規格である。国際連合食糧農業機関（FAO）と世界保健機関（WHO）によって1963年に、コーデックス食品規格

1　有機JASマーク：厳しい基準に適合した生産が行われていることが認証された商品のみが、このマークの使用が許可され、「有機」「オーガニック」という表示が可能。例えば「有機野菜」の基準は、「化学肥料、農薬を2年以上使用していない土壌で育てられた」「遺伝子組み換え技術を使っていない」などである。

JASマーク

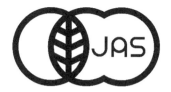

品位、成分、性能等の品質についてのJAS規格（一般JAS規格）を満たす食品や林産物などに付される。

有機JASマーク

有機JASを満たす農産物などに付される。有機JASマークが付されていない農産物、畜産物および加工食品には「有機○○」などと表示することができない。

特色JASマーク

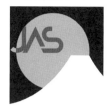

相当程度明確な特色のあるJAS規格を満たす製品などに付される。

図3-2　JASマークの種類

委員会（Codex Alimentarius Commission：CAC）が設立され、「国際的な食品規格をつくる」「害のある物質量の限度を決める」「衛生的に取り扱う方法を決める」などを目的とし、世界の消費者の健康を保護し、公正な食品貿易の実施を促進する組織である。

❹　期　限　表　示

　期限表示には、図3-3に示す通り、「消費期限」と「賞味期限」があり、ほとんどの食品にどちらかの表示が義務づけられている。

　消費期限は、袋や容器を開けないままで、書かれた保存方法を守って保存していた場合に、この「年月日」（製造日を含めておおむね5日以内）まで、「安全に食べられる期限」のことで、弁当、パン、サンドウィッチ、生肉、ケーキなどの品質が急速に劣化する食品に表示されている。

　賞味期限は、袋や容器を開けないままで、書かれた保存方法を守って保存していた場合に、「品質が変わらずにおいしく食べられる期限」のことで、賞味期限が3カ月以内のものは「年月日表示」、賞味期限が3カ月以上のものは「年月表示」が可能である。カップ麺、缶詰、レトルト食品など、傷みにくい食品に表示されており、賞味期限をすぎてもすぐに食べられなくなるわけではない。

　期限設定は、輸入食品以外の食品については、製造業者、加工業者または販売業者が、輸入食品については輸入業者が責任をもって行っている。また、品質の変化が極めて少ないもので図3-3に記された砂糖や塩などの食品については、期限表示を省略することが可能である。

❺　成　分　表　示

　栄養成分表示などの食品表示は、健康づくりに関する施策や国際的な基準（コーデックスなど）との整合性を図りつつ定められており、販売する食品に一定のルール化を図った表示が行われることで、消費者自らが意識し、商品選択に役立てることで適切な食生活を実践する契機となる効果が期待されている。食品の成分表示には、栄養成分表示、アレルギー表示、添加物表示などがある。

2　コーデックス（Codex Alimentarius：CODEX）：世界的に通用する食品規格（コーデックス規格）のこと。この食品の国際基準（コーデックス基準）を作る機関としてFAO（国際連合食糧農業機関）／WHO（世界保健機関）が合同で、1963年に「国際食品規格委員会（コーデックス委員会）」を設立した。消費者の健康を保護するとともに、食品の公正な貿易を促進することを目的としており、日本を含む180カ国以上が加盟している。

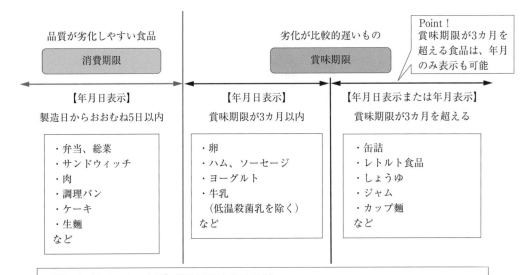

図 3-3　消費期限と賞味期限

表 3-2　食品表示基準に規定する栄養成分表示区分

対象となる栄養成分等		加工食品		生鮮食品		添加物	
		一般用	業務用	一般用	業務用	一般用	業務用
栄養成分表示をする場合、必ず表示しなければならない「基本5項目」	熱量、たんぱく質、脂質、炭水化物、食塩相当量	義務表示[1]	任意表示[2]	任意表示[2]	任意表示[2]	義務表示[1]	任意表示[2]
「基本5項目」以外で上記食品表示基準に規定する栄養成分	飽和脂肪酸、食物繊維	推奨表示（任意表示）	任意表示	任意表示	任意表示	任意表示	任意表示
	n-3系脂肪酸、n-6系脂肪酸、コレステロール、糖質、糖類、ミネラル類（ナトリウムを除く）、ビタミン類	任意表示					

注1）一部、栄養成分表示を省略できる（または要しない食品を含む）
注2）任意表示であっても、栄養成分表示を行う場合（一般用生鮮食品の場合には栄養表示をしようとする場合）には必ず「基本5項目」の表示が必要となる
・義務表示：栄養成分表示をする場合に必ず表示しなければならない5つの項目（基本5項目）。これらは、生活習慣病予防や健康の維持・増進に深く関わる重要な成分
・推奨表示：義務表示ではないが、積極的に表示を推進するよう努めなければならない項目。日本人の摂取状況や生活習慣病予防との関連から表示することが推奨される成分
・任意表示：義務表示対象成分以外の表示対象となる項目

栄養成分表示　　栄養成分表示は、食品表示基準により、原則としてすべての容器包装に入れられた「一般用加工食品」および「一般用添加物」に表示が義務づけられている。生鮮食品については、任意表示の対象である。栄養成分表示をする場合の、栄養成分表示区分を表3-2に示す。

栄養成分表示をする場合、基本5項目を「熱量」「たんぱく質」「脂質」「炭水化物」「食塩相当量」

表3-3　栄養成分表示例

【義務表示5項目を表示する場合】

栄養成分表示	
（1袋〔○g〕あたり）	
熱量	○○kcal
たんぱく質	○○g
脂質	○○g
炭水化物	○○g
食塩相当量*	○○g

＊生鮮食品やナトリウム塩を添加していない加工食品および添加物については、食塩相当量に加えてナトリウムの量を表示することができる。その場合、ナトリウムの量の次にカッコ書きで食塩相当量を枠内に記載する。

100g、1袋、1食分など食品単位を表示する

5項目の表示順は決まっている

ナトリウムは食塩相当量に換算して表示

食品表示基準に定められていない成分は、枠外に記載

分析以外の方法（データベース値やその値からの計算値等）によって得た値や、季節により変動がある値の場合に、この文言を記載

【任意表示の栄養成分を表示する場合】

栄養成分表示	
（1個〔○g〕あたり）	
熱量	○○kcal
たんぱく質	○○g
脂質	○○g
―飽和脂肪酸	○○g
―n-3系脂肪酸	○○g
―n-6系脂肪酸	○○g
コレステロール	○mg
炭水化物	○○g
―糖質	○○g
―糖類	○○g
―食物繊維	○○g
食塩相当量	○○g
その他の栄養成分（ビタミン、ミネラル）	○mg・○μg
カテキン	○○g

「推定値」または「この表示値は、目安です。」

の順に表示しなければならない。また、表示が推奨される成分には、「飽和脂肪酸」「食物繊維」が、任意表示成分には、「n-6系脂肪酸」「n-6系脂肪酸」「コレステロール」「糖質」「糖類」「ミネラル類（ナトリウムを除く）」「ビタミン類」があり、それらを表示する方法を表3-3に示す。

　中には、栄養成分表示を省略できる、または要しない食品があり、それらを表3-4に示す。

　表示する値は、分析や分析以外の方法（データベース値やその値からの計算値等）によって得る。季節により変動がある値、分析以外の方法で得られた値を記すなどの場合、栄養成分表示の近くに「この表示値は、目安です。」「推定値」といった文言を記載する。

　栄養強調表示　食品表示基準では、その欠乏や過剰な摂取が国民の健康の保持増進に影響を与えている栄養成分等について、補給ができる旨や適切な摂取ができる旨の表示をする際の基準を定めている（一般用加工食品および一般用生鮮食品のみ該当）。栄養強調表示には、「補給ができる旨の表示」「適切な摂取ができる旨の表示」「添加していない旨の表示」に分類され、高い、含む、含まない、低い旨を強調する「絶対表示」と、強化された、低減された旨を強調する「相対表示」（表3-5、3-6参照）などがある。

　また、無添加強調表示は、糖類の場合は、「糖類無添加」「砂糖不使用」など、ナトリウム塩の場合は、「食塩無添加」などと表示可能で、それぞれいかなる糖類、ナトリウム塩を添加されていないことなど、表示に必要な条件がある。

❻　添加物表示

　食品に添加物を使用した場合や使用した原材料に添加物が含まれている場合は、添加物に占める重量の割合の高いものから順に、原則、当該添加物の物質名を表示する。

　なお、添加物を表示する場合、添加物の事項欄を設けて表示するか、原材料名の欄に原材料名と

表 3-4　栄養成分表示が省略できる食品

【表示が省略可能】（ただし、安全性に関する表示事項〔名称、保存の方法、消費期限または賞味期限、食品関連事業者の氏名または名称および住所、アレルゲンおよび L-フェニルアラニン化合物を含む旨〕は、省略できない）	
1. 容器包装の表示可能面積がおおむね 30 cm² 以下であるもの	目安⇒5 cm×6 cm＝30 cm²（ラベルの面積ではなく、表示が不可能な部分は含まれない）
2. 酒類	酒税法第 2 条第 1 項に規定する酒類
3. 栄養の供給源として寄与の程度が小さいもの	下記いずれかの要件を満たすもの a. 熱量、たんぱく質、脂質、炭水化物、Na すべて「0」である b. 1 日に摂取する当該食品由来の栄養成分（たんぱく質、脂質、炭水化物、Na）の量および熱量が、社会通念上微量である。（コーヒー、ハーブ、茶葉などの抽出物）
4. 短い期間で原材料（その配合割合も含む）が変更されるもの	下記いずれかの要件を満たすもの a. 日替わり弁当等、日替わりパン、レシピが 3 日以内に変更される場合（サイクルメニューは除く） b. 複数の部位を混合しているため都度原材料が変わるもの（例：合挽肉、切り落とし肉等の切り身を使用した食肉加工品、白モツ等のうち複数の種類・部位を混合しているため都度原材料が変わるもの）
【表示を要しない】	
1. 食品を製造、加工した場所で販売する場合	製造者と販売者が同一で、同一の施設内、または敷地内で製造販売する場合のこと 　例）弁当屋、パン屋、ケーキ屋など（スーパーのバックヤードで単に小分け等を行って加工食品を販売する場合は該当しない）
2. 不特定または多数の者に対して譲渡（販売を除く）する場合	例）試食、試食サンプル、モニター用など「お金をもらわない場合」

注 1）表示を省略する場合、一般用加工食品では 1～4 のいずれか、一般用添加物では 1、3、4 に該当する場合に、栄養成分表示を省略することができる

注 2）表示を要しない場合、一般用加工食品では 1、2 のいずれか、一般用添加物では、2 に該当する場合に、栄養成分表示を要しない

注 3）栄養表示をしようとする場合、「特定保健用食品」および「機能性表示食品」は、食品表示基準に従って栄養成分表示を行う必要がある

「／」などを使用または改行するなどし、明確に区分して表示する必要がある。

　添加物の表示は、①品名、簡略名または類別名表示、②用途名表示、③一括名表示がある。

　また、加工助剤[3]、キャリーオーバー[4]、栄養強化の目的で使用される添加物は、表示が免除される（表3-7 参照）。ただし、添加物に由来する特定原材料については、アレルギー表示が必要となる。

❼ アレルギー表示

　食物を摂取した際に、食物に含まれる原因物質（アレルゲン：主としてたんぱく質）を異物として認識し、自分の身体を防御するため、過敏な反応を起こすことを食物アレルギーという。

　【主な症状】　軽い症状：痒み、蕁麻疹、唇やまぶたの腫れ、嘔吐、ぜん鳴

　　　　　　　　重篤な症状：意識障害、血圧低下などのアナフィラキシーショック

---

3 加工助剤：食品の加工工程で使用される食品添加物が、最終的には中和、除去され、食品には残留しないか、残留していてもわずかなため、その効果を及ぼさないもの。例えば、油の抽出の際に用いられるヘキサン、豆腐製造時に用いる消泡剤などがある。

4 キャリーオーバー：原材料に添加された食品添加物が、その原材料を用いて製造した食品に対してその食品添加物の効果を発揮できない量で、存在する微量な食品添加物のこと。例えば、せんべいを、保存料を含むしょうゆで味つけをした場合、しょうゆに含まれる保存料はせんべいの保存に影響を及ぼさない。

表 3-5　栄養強調表示の基準値（栄養成分の補給ができる旨の表示）

食品表示基準 別表第 12（第 7 条関係）

栄養成分名	強調表示				相対表示
	高い旨の表示		含む旨の表示		強化された旨の表示
	「高」「多」「豊富」「たっぷり」など		「源」「供給」「含有」「入り」「使用」「添加」など		「○○g強化」「○○g増」「○○%アップ」「○○%プラス」「2倍」など
	基準値以上であること		基準値以上であること		絶対差（増加量）が基準値以上であり、かつ＊については、比較対象品との相対差（増加割合）が25%以上であること
	100 g（100 ml）あたり	100 kcal あたり	100 g（100 ml）あたり	100 kcal あたり	100 g（100 ml）あたり
たんぱく質（g）	16.2（8.1）	8.1	8.1（4.1）	4.1	8.1（4.1）＊
食物繊維（g）	6（3）	3	3（1.5）	1.5	3（1.5）＊
亜鉛（mg）	2.64（1.32）	0.88	1.32（0.66）	0.44	0.88（0.88）
カリウム（mg）	840（420）	280	420（210）	140	280（280）
カルシウム（mg）	204（102）	68	102（51）	34	68（68）
鉄（mg）	2.04（1.02）	0.68	1.02（0.51）	0.34	0.68（0.68）
銅（mg）	0.27（0.09）	0.09	0.14（0.07）	0.05	0.09（0.09）
マグネシウム（mg）	96（48）	32	48（24）	16	32（32）
ナイアシン（mg）	3.9（1.95）	1.3	1.95（0.98）	0.65	1.3（1.3）
パントテン酸（mg）	1.44（0.48）	0.48	0.72（0.36）	0.24	0.48（0.48）
ビオチン（μg）	15（7.5）	5	7.5（3.8）	2.5	5（5）
ビタミン A（μg）	231（116）	77	116（58）	39	77（77）
ビタミン B$_1$（mg）	0.36（0.18）	0.12	0.18（0.09）	0.06	0.12（0.12）
ビタミン B$_2$（mg）	0.42（0.21）	0.14	0.21（0.11）	0.07	0.14（0.14）
ビタミン B$_6$（mg）	0.39（0.20）	0.13	0.20（0.10）	0.07	0.13（0.13）
ビタミン B$_{12}$（μg）	0.72（0.36）	0.24	0.36（0.18）	0.12	0.24（0.24）
ビタミン C（mg）	30（15）	10	15（7.5）	5	10（10）
ビタミン D（μg）	1.65（0.83）	0.55	0.83（0.41）	0.28	0.55（0.55）
ビタミン E（mg）	1.89（0.95）	0.63	0.95（0.47）	0.32	0.63（0.63）
ビタミン K（mg）	45（22.5）	30	22.5（11.3）	7.5	15（15）
葉酸（μg）	72（36）	24	36（18）	12	24（24）

　食物アレルギーをもつ消費者の、健康危害発生を防止する観点から、過去の健康危害等の程度、頻度を考慮し、特定原材料を定め、販売用または営業用として供される容器包装された加工食品および添加物について、特定原材料を含む旨の表示を義務づけている。

　アレルギー表示対象食品は、表 3-8 に示す通りで、発症数、重篤度の観点から、表示する必要性の高い卵等の 7 品目を特定原材料として表示義務とし、症例数は少ないが、過去に一定の頻度で重篤な健康被害が見られた 21 品目を特定原材料に準ずるものとして表示を推奨している。

　アレルギー表示をする際のポイントを下記に示す。また表示例を表 3-9 に示す。

　①　アレルギー物質の表示は原則「個別表記」（例外的に一括表示が可能）。

　②　特定加工食品およびその拡大表記の廃止（マヨネーズ、パン、うどんなど）。

表 3-6　栄養成分または熱量の適切な摂取ができる表示の基準値

食品表示基準　別表第 13（第 7 条関係）

適切な摂取ができる旨の表示の基準値	絶対表示		相対表示
	含まない旨の表示基準値	低い旨の表示基準値	低減された旨の表示基準値
	「無」「ゼロ」「ノン」「レス」等	「低」「ひかえめ」「少」「ライト」「ダイエット」「オフ」等	「○%カット」「○gオフ」「ハーフ」など
	基準値未満であること	基準値以下であること	絶対差（低減量）が基準値以上であり、かつ比較対象品との相対差（低減割合）が 25 %以上であること
	基準値　食品 100 g あたり（液状の食品 100 ml あたり）		
熱量（kcal）	5（5）	40（20）	40（20）
脂質（g）	0.5（0.5）ノンオイルドレッシングは 3 g	3（1.5）	3（1.5）
飽和脂肪酸（g）	0.1（0.1）	1.5（0.75）ただし、当該食品の熱量のうち飽和脂肪酸に由来するものが当該食品の熱量の 10 %以下であるものに限る	1.5（0.75）
コレステロール（mg）	5（5）ただし、飽和脂肪酸の量が 1.5 g（0.75 g）未満であって当該食品の熱量のうち飽和脂肪酸に由来するものが当該食品の熱量の 10 %未満のものに限る[1]	20（10）ただし、飽和脂肪酸の量が 1.5 g（0.75 g）以下であって当該食品の熱量のうち飽和脂肪酸に由来するものが当該食品の熱量の 10 %以下のものに限る[1]	20（10）ただし、飽和脂肪酸の量が、当該他の食品に比べて低減された量が 1.5 g（0.75 g）以上のものに限る
糖質（g）	0.5（0.5）	5（2.5）	5（2.5）
ナトリウム（mg）	5（5）	120（120）	120（120）[2]

注 1）かつ飽和脂肪酸の含量 1.5 g（飲料 100 mL あたり 0.75 g）かつ飽和脂肪酸の熱量が 10 %
　　　1 食分の量を 15 g 以下と表示するものであって当該食品中の脂肪酸の量のうち飽和脂肪酸の含有割合が 15 %以下で構成されているものを除く

注 2）ナトリウムについて「低減された旨」の表示を行う場合の相対差の特例について
　　　「ナトリウムの含有量を 25 %以上低減することにより、当該食品の保存性および品質を保つことが著しく困難な食品」に、特例が設けられており、「味噌」と「しょうゆ」が該当する。これらの食品は、低減されたナトリウムの含量の割合（相対差）が「味噌 15 %」「しょうゆ 20 %」割合以上である場合に「ナトリウムの低減された旨の表示」をすることができる

表 3-7　添加物の表示が免除される場合

表示の免除	免除される理由	例
加工助剤	① 加工工程で使用されるが、除去や中和などによって、最終的に除去されるもの ② 最終的に食品に通常含まれる成分となり、かつ、その成分量が増加しないもの ③ 最終的に食品中にごく少量しか存在せず、その食品に影響を及ぼさないもの	ミカンの剥皮に塩酸を使用後アルカリで中和し除去され残らない
キャリーオーバー	原材料を製造する時に使用される添加物だが、完成した食品で、その効果を発揮できない成分	せんべいに使用されるしょうゆに含まれる保存料
栄養強化の目的	栄養強化目的で使用されたもの（ビタミン類、ミネラル類、アミノ酸類）	栄養強化の目的で添加されたビタミン C

表3-8 特定原材料と特定原材料に準ずるもの

規定	表示の義務	品目数	特定原材料等の名称
特定原材料	表示義務	7	卵、乳、小麦、ソバ、ラッカセイ（ピーナッツ）、エビ、カニ
特定原材料に準ずるもの	表示を推奨	21	アーモンド*、アワビ、イカ、イクラ、オレンジ、カシューナッツ、キウイフルーツ、牛肉、クルミ、ゴマ、サケ、サバ、大豆、鶏肉、バナナ、豚肉、マツタケ、モモ、ヤマイモ、リンゴ、ゼラチン

注＊）アーモンドは、2019（平成31）年9月に追加された

表3-9 アレルギー表示例

【個別表記】（原則）

原材料名：小麦粉、砂糖、食物油脂（大豆を含む）、卵、アーモンド、バター、異性化液糖、脱脂粉乳、洋酒、でんぷん／膨張剤、香料、乳化剤（大豆由来）、着色料（カラメル）、酸化防止剤（ビタミンC）

・特定原材料を個々の原材料の直後に「（○○を含む）」と表示する。2つ以上の特定原材料を含む場合は「・」を使用し、「（○○・▲▲を含む）」等と表示する。
・原材料名と添加物は別に表示または／で区切る。
・小麦粉のように、「代替表記」「拡大表記」に該当する特定原材料は、「（○○を含む）」という表記を省略することができる。
・繰り返し出てくるアレルゲンは原則として省略可能。
・原材料の場合《原材料名》（○○を含む）と表記。
・添加物の場合《物質名》（○○由来）と表記。

【一括表示】（例外）

原材料名：小麦粉、砂糖、食物油脂、卵、アーモンド、バター、異性化液糖、脱脂粉乳、洋酒、でんぷん（一部に小麦、大豆、卵、乳成分を含む）／膨張剤、香料、乳化剤、着色料、酸化防止剤（一部に大豆を含む）

・個別表記が難しい場合などについては、例外的に一括表示も可能とされている。
・一括表示の場合、アレルゲンそのものが原材料に使用されている場合や代替表記で表示されているものも省略不可とされ、すべての特定原材料を一括表示欄に記載する必要がある。

③ 特定原材料等の表示と同一のものであると認められるものは、「代替表記」「拡大表記」が可能。例えば「卵」は「玉子」や「たまご」の表示で「卵を含む」の表示を省略できる。

④ 表示対象はあらかじめ袋や箱等の容器包装に入れられた、すべての加工食品（消費者に直接販売されることのない業務用の食品や食品添加物も含む）。

⑤ 加工助剤やキャリーオーバー等、食品添加物のごく微量の残存について、一般には食品添加物を含む旨の表示が免除されているものであっても、特定原材料等に由来する食品添加物は表示する。

⑥ 食品中に含まれる特定原材料等の総タンパク量が、数 μg 以下/mL の濃度レベルまたは数 μg/g 含有レベルに満たない場合、知見が不足している恒量などは表示が省略可能。

⑦ 店頭で計り売りされる惣菜やパン、注文を受けてから作るお弁当等は表示義務がない。

⑧ コンタミネーション（混入）[5] について、「入っているかもしれない」という可能性表示は認められていないため、混入してしまう可能性が想定できる場合は、「本品製造工場では、○○を含む製品を生産しています」などの注意喚起表示をする。

---

5 コンタミネーション（混入）：同一製造ラインを用いて製造している場合、原材料として使用していないにもかかわらず、前に製造した食品の原材料が次に製造した食品に微量混入してしまう場合をいう。

⑧ 遺伝子組換え表示

⑴ ゲノム編集食品　近年、農作物などの新しい育種技術として、「ゲノム編集技術」がある。ゲノム編集技術とは、「特定の機能を付与することを目的として、染色体上の特定の塩基配列を認識する酵素を用いてその塩基配列上の特定の部位を改変する技術」のことで、この技術を応用した食品の流通は、2019（令和元）年10月から安全審査を受けなくても、厚生労働省に届出をすることで販売が認められるようになった。

　つまり、ゲノム編集は、本来その植物がもっているゲノムのDNAを狙った位置で切断して、特定の遺伝子の機能を止める手法や、狙った部分に新たな遺伝子を組み入れることによって、機能性を高めた食品を作ることができる技術である。

　この技術を利用して、毒素を作る遺伝子を働かなくさせた毒素を作らないジャガイモ、遺伝子の一部を壊して作られたGABAが豊富なトマトなどが作られている。

　現在、ゲノム編集技術応用食品には、個別の義務表示事項はないが、ゲノム編集の際、新しい遺伝子を組み入れる方法もあるため、最終的に外部の遺伝子またはその一部を含む場合は、遺伝子組換え食品に該当するものとされ、遺伝子組換え表示の対象となる（表3-10参照）。

⑵ 遺伝子組換え食品　従来、農作物の品種改良は、交配・選抜で何年も時間をかけて行われてきたが、遺伝子組換え技術により、人工的に遺伝子を組み換えることで、短期間で新しい性質をもつ作物に改良することができるようになった。このような技術で生まれた食品を「遺伝子組換え食品」という。

　遺伝子組換え技術としては、他の生物から取り出した遺伝子を、ゲノムに組み込むことで作られ、この技術を利用して、海外では、特定の除草剤に強い作物や害虫に強い作物などが開発されている。日本国内では、遺伝子組換え作物の商業栽培は行われていないが、外国から加工用や飼料用として輸入されている。

　遺伝子組換え食品については、消費者の商品選択の情報提供という観点から、厚生労働省において安全性が確認され、国内で流通する可能性のある「遺伝子組換え食品」について表示が義務づけられている。

　現在、表示が義務づけられている遺伝子組換え食品は、8つの農産物（大豆〔エダ豆、大豆モヤシ含む〕、とうもろこし、ばれいしょ〔ジャガイモ〕、なたね、綿実、アルファルファ、てん菜〔砂糖ダイコン〕、パパイヤ）とその加工食品33食品群（豆腐、コーンスターチなど）である。

　遺伝子組換え食品は、厚生労働省が、食品安全委員会[6]に安全性の評価を依頼し、安全性の評価（食品健康影響評価）を行う。安全性に問題がないと判断した食品を、厚生労働省が公表し流通する。遺伝子組換えの表示について、表3-11に示す。また、以下のような場合は、表示義務がない。

表3-10　食品の遺伝子に関する規制

	ゲノム編集		遺伝子組換え
方法	狙った遺伝子を切断	狙った部分に遺伝子を加える	外部から遺伝子を加える
ルール	任意の届出	遺伝子組換え食品の規制対象	
表示	任意の届出	あり	あり

表 3-11　遺伝子組換え食品の表示

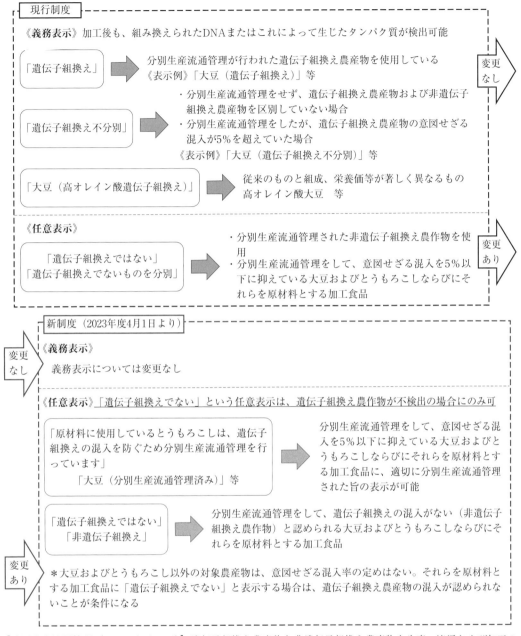

【分別生産流通管理（IPハンドリング）】遺伝子組換え農産物と非遺伝子組換え農産物を生産、流通および加工の各段階で善良なる管理者の注意をもって分別管理し、それが書類により証明されていることをいう

① 　油やしょうゆなど、組み換えられた DNA およびこれによって生じたたんぱく質が加工工程で除去・分解され、検出が不可能とされている加工食品（表3-12 参照）。

② 　大豆、とうもろこしならびにそれらを原材料とする加工食品については、分別生産流通管理

---

6 食品安全委員会：内閣府に設置された機関で、国民の健康保護が重要との認識のもと、リスク管理を行う行政機関から独立して、中立公正にリスク評価を行う機関である。7 名の委員から構成され、その下に「添加物」「汚染物質」「遺伝子組換え食品」等16 の専門調査会が設置されている。

表 3-12　遺伝子組換え表示義務のない食品

大豆	しょうゆ、大豆油
とうもろこし	コーン油、コーンフレーク、水あめ（とうもろこし由来）、畜肉、卵、牛乳・乳製品、異性化糖、デキストリン、ブドウ糖、液糖、醸造用アルコール、醸造酢など
てん菜	てん菜糖
なたね	なたね油
綿実	綿実油

組み換えられた DNA や、これによって生じたたんぱく質が残存していない場合

コラム 1　有機 JAS マーク

　農林水産大臣より登録を受けた認証機関に、認証を受け、生産・製造過程の記録などに基づき、自ら生産、製造した食品が有機食品であることを示すためのマークで、このマークがついていない食品は、「有機○○」「オーガニック○○」として販売することはできない。
　「有機農産物」の条件には、
・周辺で使用禁止の農薬や肥料が混入しないように管理し、種まきまたは値えつけ前 2 年（多年生植物は収穫前 3 年）以上の間、有機栽培を行った水田や畑で生産されたもの。など
　「有機加工食品」の条件には、
・原材料として、有機農産物や有機畜産物、有機加工食品を使用する。
・原材料および添加物の重量に占める、有機でない原材料や添加物の重量割合は、5 ％以下とする。
　「有機畜産物」の条件には、
・原則、有機飼育した母親から生まれた固体である。
・野外への放牧や生活畜舎等、家畜がストレスの少ない環境ですごせる飼育をしている。
・餌は有機肥料、野外飼育場も化学肥料、農薬等の使用禁止資材を使わずに管理する。など
厳しい基準が定められている。

　が適切に行われている場合の 5 ％以下の、意図せざる混入がある場合。

③　遺伝子組換え農産物が主な原材料（原材料の上位 3 位以内で、かつ、全重量の 5 ％以上を占める）でない場合。

引用・参考文献
池田清和・柴田克己　2016 年『食べ物と健康 I（第 3 版）』化学同人
喜多野宣子・近藤民恵・水野裕士　2021 年『食べ物と健康 I（第 2 版）』化学同人
國崎直道・西塔正孝編著　2017 年『食べ物と健康（改定初版）』同文書院
消費者庁　「アレルギー表示とは」
消費者庁　「遺伝子組換え表示制度」
津田謹輔・伏木亨・本田佳子監修　2018 年『Visual 栄養学テキスト　食べ物と健康 I　食品学総論―食品の成分と機能』中山書店
東京都　2020 年『栄養成分表示ハンドブック』

4　章

食品成分の変化

❶　脂質の変化

　食品には「風味」がある。風味とは、飲食物の香りや味わいのことを指す。油を取り扱う人がよく「軽い油」「重い油」という表現を使う。精製した直後の油は、一般的に無味無臭である。このため、舌で感じる触感は、サラサラした冷たい心地よい感触を感じる。これが、いわゆる「軽い油」となる。ところが、植物油に不ケン化物を1％添加すると油はサラサラした感触を失い、いわゆる「重い油」の感じが出てくることが知られている（島田, 1967）。つまり、アルデヒド類がおよそ 10^{-2} ～ 10^{-6} mol の範囲で含まれていることが確認されている。アルデヒド類は、脂質が酸化劣化することで生じる過酸化物質が分解して、アルデヒド類、ケトン類、遊離脂肪酸が生成されてくる。また、脂質の劣化が進むと様々な分解物が生成し、色味として着色が進む。そして、この分解物が重合反応を起こし、分子量の大きな物質が生成されるため、粘度が高くなる。

　このように、脂質の変化、特に酸化による劣化変化が、脂質の物性、風味などに大きな影響を与える。この章では、どのようなメカニズムで脂質が変化していくのか、そして変化していく様子をどのように評価するかということを概説する。

1）脂質が劣化する原因

　脂質は、いろいろな原因によって劣化する。劣化すると不快なにおいを発し、風味が劣化する。においや味が損なわれるならまだしも、栄養価が低下し、劣化がさらに進行すると毒性を示す場合もある。これらの油の劣化現象を酸敗あるいは変敗と呼ぶ。

　油脂の酸敗には空気中の酸素による酸化型酸敗のほかに加水分解酵素の作用による加水分解型酸敗とケトン型酸敗がある。後者の2つは酸化型酸敗に比べると起こりにくい。油脂の酸化は、酸素、温度、水分（湿度）、食品の pH、金属イオン、光などによって影響を受け、これに多方面から注意を払わないと、油脂の酸敗が始まり、問題が生じる。

　（1）**酸素の影響**　　最も油の

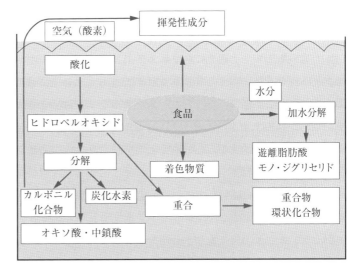

図 4-1　揚げ油の劣化反応

出典）東京工科大学・遠藤泰志教授 web サイト
https://www.teu.ac.jp/topics/2014.html?id=154 をもとに作成

酸化に影響を及ぼすのは酸素である。大気中には21％の酸素が含有しているが、われわれヒトも含めて生物が生存するには必要不可欠な物質ではあるが、食品を保存するのは最も迷惑な存在である。無論、大気中の酸素濃度があれば十分に油を劣化させることが可能である。このため食品の流通の現場では、油の劣化防止も含めて、食品の鮮度を維持するための方法として、貯蔵庫内の空気の組成（低酸素濃度にする）や圧力を調整するCA（Controlled Atmosphere）貯蔵と包装内の空気をCAに近い状態、すなわち外気からの酸素の取り入れと二酸化炭素の排出の量をコントロールすることで（低酸素濃度・高二酸化炭素濃度にする）、食品の鮮度を保つMA（Modified Atmosphere）包装がある。また、食品の表面積によっても酸化速度は異なり、酸素と接触する部分が大きければ大きいほど酸化速度も大きくなる。食品の表面積が大きい場合は、0℃以下に保存してもかなり酸化は進行する。冷凍食品の油焼けなどがその例である。

　酸化されやすい多価不飽和脂肪酸であるドコサヘキサエン酸、エイコサペンタエン酸を多く含む青身魚も家庭用冷凍庫レベル（JIS規格では−18℃）での長期保存では油の酸化は進行していく。

　(2)　**温度の影響**　　油脂の酸化速度は、温度が高いほど大きくなる。一般には、10℃上昇するごとに反応速度は2倍になるといわれている。したがって、加工食品においては製造工程や販売経路における温度管理も重要になる。特に、加熱による油の変化は大きく、製造工程における加熱温度、加熱時間、のみならず、使用している油の酸敗劣化の管理も定期的に行う必要がある。酸敗した油による食品加工は最終的には、製造した食品の製品寿命を短くしていく。

　(3)　**水分の影響**　　食品中の水分は、食品中の脂質の劣化に大きな影響を及ぼす。例えば凍結乾燥食品には各食品に応じた適切な水分含量がある。これは、食品の表面に水分が単分子層吸着することで、空気との接触を阻止することによるものである。水分が多すぎると脂質の加水分解が起こり、少なすぎると表面を覆う水分が少なくなり空気との接触が増える。これらが、食品中の油の酸敗を招く原因となる。

　(4)　**金属イオンの影響**　　食品中の油脂の酸化を促進させる金属イオンとしては、銅、鉄、マンガン、クロム、ニッケル、コバルトなどで、酸化触媒として作用する。食品の製造工程において、金属類との不必要な接触を回避することは重要な問題である。金属イオンが触媒となって油の酸敗が起きた場合は進行速度が非常に大きくなる。

　(5)　**光の影響**　　太陽光に含まれる紫外線のうちエネルギーの強いUV-Bを数時間浴びると皮膚はダメージを受け、赤くなり水ぶくれができる。太陽光にはこのようにエネルギーの強い波長の光が含まれている。油中に含まれているクロロフィルは、光エネルギーを受けると励起状態となり一重項酸素を発生させる。この一重項酸素は、不飽和脂肪酸と反応してヒドロペルオキシドを生成させることで酸化が始まる。

2）脂質の品質評価

　(1)　**酸価**（AV：Acid Value）　　「油脂1g中に存在する遊離脂肪酸を中和するのに必要な水酸化カリウムのミリグラム数」を酸価として定義する。

　例えば、植物油の中でも加水分解酵素を含んでいるパーム油や未精製の米油では遊離脂肪酸への加水分解が起きるため一般的に酸価の値が7〜20程度と高い。このような酸価の高い植物油でも精製時に脱酸工程を経るため遊離脂肪酸は除去される。このため市販の植物油の酸価は通常0.5以下、冷蔵用のサラダ油では0.2以下ぐらいまで酸価は低値になっている。逆に考えれば、酸価は、油脂

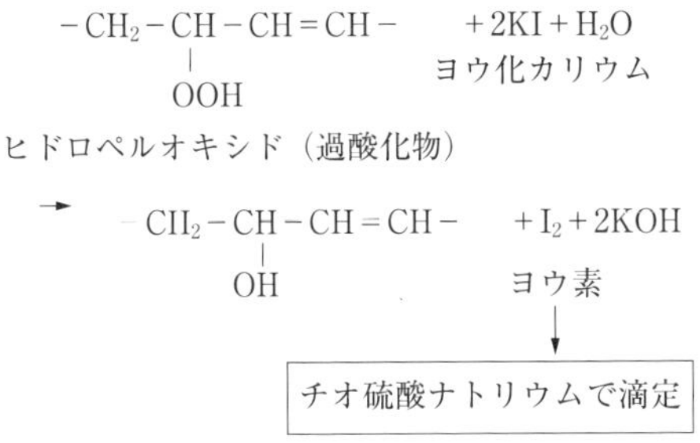

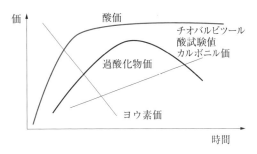

$$-CH_2-CH-CH=CH- \quad +2KI+H_2O$$
$$\underset{\text{OOH}}{|}$$

ヒドロペルオキシド（過酸化物）　　　ヨウ化カリウム

$$\rightarrow \quad -CH_2-CH-CH=CH- \quad +I_2+2KOH$$
$$\underset{\text{OH}}{|} \qquad\qquad \text{ヨウ素}$$

チオ硫酸ナトリウムで滴定

図 4-2　過酸化物価の測定原理

図 4-3　油脂の酸敗に伴う各分析値の挙動

出典）役に立つ薬の情報～専門薬学ホームページ
https://kusuri-jouhou.com/creature1/yushi.
html をもとに作成

の精製の程度を示す指標となる。

　揚げ物など調理に使用し続けると、高温状態で食品の水分と油が接するため、加水分解反応が起こり、酸価が上昇する。また、油脂が自動酸化すると、脂肪酸の炭素鎖が切れてアルデヒドが生成される。このアルデヒドがさらに酸化してカルボン酸となるため、ここでも酸価の上昇が起きる。このため、酸価は油脂の変質を知るための重要な指標となる。

　(2)　**過酸化物価**（POV：Peroxide Value）　「油脂 1 kg 中の過酸化物によりヨウ化カリウムから遊離されるヨウ素量のミリ当量数」を過酸化物価として定義する。

　油の初期段階の酸化の度合いを示す。つまり、自動酸化初期において生成するヒドロペルオキシドや劣化で生じた過酸化物の含量を測定する。

　油の初期酸化が起きると過酸化物価は高くなる。しかし、さらに酸化が進むと過酸化物の二次分解生成物は加熱によって他の脂肪酸と重合が起きたり、揮発したりするため、最高値から徐々に低くなってくる。したがって、揚げ油の酸化を見るには不適当なため、過酸化物価と酸価がともに低値を取ることが求められる。

　(3)　**カルボニル価**（CV：Carbonyl Value）　「生成したカルボニル化合物とカルボニル化合物に反応する 2, 4-ジニトロフェニルヒドラジンを作用させた場合の 420 nm の吸光度を試料 1 g あたりに換算したもの」をカルボニル価として定義する。油脂は酸化して過酸化物を生じるが、過酸化物はさらに分解して、アルデヒドやケトンといったカルボニル化合物を生成する。この量を示すのがカルボニル価で、過酸化物価が酸化の第一段階を示す数値であるのに対して、カルボニル価は酸化の第二段階を示す数値である。

　(4)　**チオバルビツール酸試験値**（TBA 値：Thiobarbituric Acid Value）　過酸化物であるヒドロペルオキシドが分解されるとマロンジアルデヒドやカルボニル化合物を生成する。2-チオバルビツール酸はマロンジアルデヒドと反応して赤色の縮合物を生成する。この色素をシクロヘキサンで抽出し、549 nm で比色、微量定量する。カルボニル価同様、酸化の第二段階を示す数値である。

　(5)　**ヨウ素価**（Iodine Value）　「油脂 100 g に付加するハロゲンの量をヨウ素のグラム数で表した値」をヨウ素価として定義する。ヨウ素価とは構成脂肪酸の不飽和度を示し、ヨウ素価が高いほど二重結合が多く、やわらかく、酸化されやすいとされる。

3）脂質の自動酸化

　また、油を使った食品（ポテトチップスやインスタントラーメンなど）などの賞味期限を大幅にすぎた

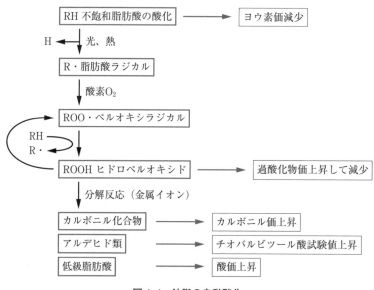

図 4-4　油脂の自動酸化

出典）医療法人聖仁会松本医院ホームページ「院長ブログ　必須脂肪酸を切る」
シリーズ　パート 8 をもとに作成

コラム 1　脂質の種類で抗酸化性が違う

　ドコサヘキサエン酸は、多価不飽和脂肪酸であるため酸化しやすい脂肪酸の代表格である。よって、今までは酸化しないような抽出方法、精製方法、保存方法など様々な研究がなされてきた。しかし、実は同じ脂肪酸でも異なる分子構造をしている場合、その抗酸化性は大きく異なる。一般的に青身魚から得られる「魚油」にはドコサヘキサエン酸が豊富に含まれているが、その大半が中性脂肪であるトリグリセリド型（グリセリンに脂肪酸がエステル結合したもの）をしている。一方、サケ・マスなどの魚卵に含まれるドコサヘキサエン酸は、その大半が極性脂質であるリン脂質（特にホスファチジルコリン）に組み込まれている。

　両者を 30℃で開放して放置すると 500 時間後には過酸化物価がトリグリセリド型ドコサヘキサエン酸は 2000 を超えるが、リン脂質型ドコサヘキサエン酸は 50 を超えることはなかった。このように酸化しやすい脂肪酸でも分子構造が異なると挙動が異なってくる。油にはまだまだ不思議な話がたくさんある（武内ほか, 1997）。

ものや空気中に長く放置したものは、味が低下する。油脂は光、熱、金属等の作用によって空気中の酸素と反応し、酸化される。これを油脂の自動酸化と呼ぶ。このため、食品中の油の自動酸化をいかに防ぐかが重要な課題となる。

　油脂は光や熱などによって酸素と反応し、ペルオキシラジカル（フリーラジカル）を生じる。このペルオキシラジカルは反応性が高く、さらに反応してヒドロペルオキシドを与え、重合体や低級脂肪酸などを生成する。

①　不飽和脂肪酸は光や熱によって脂肪酸ラジカルとなり、ペルオキシラジカルを与える。

②　ペルオキシラジカルからヒドロペルオキシドが生成する過程で不飽和脂肪酸が脂肪酸ラジカルへと変化する。脂肪酸ラジカルは酸素と反応し、ペルオキシラジカルを生成する。生成されたペルオキシラジカルは再びヒドロペルオキシドへと変化する。このように、油脂の変敗には連鎖反応が起こっている。なお、「ペルオキシラジカル→ヒドロペルオキシド」の過程はビタミン E などの抗酸化剤によって防ぐことができる。

③　ヒドロペルオキシドが分解されるとマロンジアルデヒドやカルボニル化合物を与える。

④　油脂は変敗すると最終的に重合体、エポキシド、低級脂肪酸などへと変化する。不飽和脂肪酸などの原材料がすべて最終産物に変換されてしまうと自動酸化は終了する。

❷　タンパク質の変化

タンパク質は、それぞれ固有なアミノ酸が直鎖状につながった分子構造が基本であるが、糖鎖やリン酸化修飾などアミノ酸以外の成分と結合しているものも多い。タンパク質は立体構造を伴った高分子体であり、その構造は食品の調理や加工など、様々な要因によって変化する。

1）タンパク質の変性

タンパク質は、一次構造の変化を伴わずに二次構造や三次構造が変化する現象を変性という。タンパク質の一次構造は結合力の強いペプチド結合[1]（共有結合）により形成されているため容易に切断されることはないが、タンパク質の二次および三次構造（高次構造）は主に弱い相互作用により結びついた水素結合により形成されている。そのため、pHの変動、加熱、凍結、加圧、光照射、撹拌などの化学的作用や物理的作用を受けると高次構造を形成している水素結合が壊れ、立体構造が崩れる。これがタンパク質の変性で、一般に変性したタンパク質は変性前のタンパク質と異なる性質を示すことが多い。

食品の調理や加工においては物性の変化を伴うタンパク質の変性を利用したものがある。タンパク質であるコラーゲンは水に不溶であるが、加熱すると変性して水溶性のゼラチンとなる。またリンゴやゴボウをカットした際に生じる褐変現象はポリフェノールオキシダーゼによる反応であるが、酵素はタンパク質であるため失活（変性）させることで防ぐことができる。タンパク質が変性すると立体構造がゆるむことにより消化酵素であるタンパク質分解酵素（プロテアーゼ）が作用しやすいため、タンパク質は消化されやすくなる。また加熱変性されたタンパク質は分子の表面が疎水性となるため、分子間の疎水結合が強まり凝集しやすくなる。等電点付近のpHでは分子間の静電的な反発がないため大きな凝集体となり沈降（等電点沈降）する。卵白はタンパク質の濃度が高いため、変性タンパク質の分子間力が強くゲル化しやすい。卵を加熱すると変性したタンパク質の凝集体が絡み合い、その間に水分が入り込むことでゲル化が起こる。このゲルは一度形成されると冷却してもタンパク質はもとには戻らないので熱不

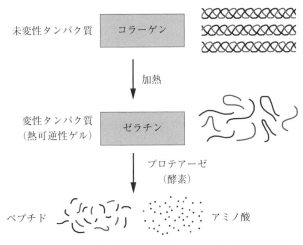

未変性タンパク質　コラーゲン

加熱

変性タンパク質
（熱可逆性ゲル）　ゼラチン

プロテアーゼ
（酵素）

ペプチド　　　　　　　　　　アミノ酸

図4-5　タンパク質の変性とプロテアーゼによる低分子化（コラーゲンの場合）

1 ペプチド結合：アミノ酸分子のアミノ基と、他のアミノ酸のカルボキシル基から、脱水縮合してできた酸アミド結合のこと。

可逆性ゲルという。一方、前述したようにゼラチンは変性タンパク質であるが、加熱と冷却により
ゾルとゲルを相互に形成することから熱可逆性ゲルという（図4-5）。

２）酵素による変化

タンパク質のペプチド結合は変性では切断されないが、プロテアーゼによってアミノ酸やペプチ
ドに分解され、それは食品の二次機能に大きな影響を与える。

果物や野菜には高いプロテアーゼ活性を示すものがある。特にパインアップルはブロメライン、
パパイヤはパパイン、キウイはアクチニジン、イチジクはフィシンというプロテアーゼを豊富に含
んでいる。コラーゲンの変性物であるゼラチンを用いたゼリーに生の状態のこれらの果実を入れる
とプロテアーゼが働きゼラチンが分解されるのでゼリーは固まらなくなる。酵素タンパク質を失活
させるには加熱処理が有効であることから、食品加工の現場では短時間の加熱処理（ブランチング）
をすることで酵素による変化を抑えている。麹カビが産生するプロテアーゼの働きを利用したもの
に塩麹がある。塩麹を用いて調理するとプロテアーゼの作用で肉や魚のタンパク質が分解され、物
性がやわらかく、アミノ酸やペプチドが増えることによりうま味が得られる。

３）貯蔵および加工による変化

食品は貯蔵や加工をすることでタンパク質が変化することがある。食品をアルカリ処理や長期貯
蔵するとタンパク質中のアミノ酸残基は様々な化学的変化を受けやすい。タンパク質を構成するア
ミノ酸はすべてL型のアミノ酸であるが、アミノ酸の構造が変わり、一部がD型のアミノ酸に変化
する。これをラセミ化という。D型のアミノ酸はタンパク質を構成するアミノ酸ではないためこれ
まで重要視されてこなかったが、呈味性や機能性を有することがわかってきた。

アミノ酸のシステイン（Cys）はアルカリ処理すると、ラセミ化のほか、β脱離反応を受けデヒド
ロアラニンとなり、隣接するリシン（Lys）残基と架橋してリシノアラニンを形成する（図4-6）。リ
シノアラニンの形成は、タンパク質の消化性を低下させ、栄養学的に有効性を残存させているリシ
ンの減少を招き、栄養価の低下をもたらす。リシノアラニンを摂取すると腎臓に蓄積され腎細胞の
肥大を誘発するため安全性に関して注意を払う必要がある。

Cys残基のスルフヒドリル基（SH基）は、酸化されてタンパク質の分子内や分子間でジスルフィ
ド結合（S–S結合）を生じる（図4-7）。タンパク質のグルテンは、分子間のSH基がS–S結合するこ

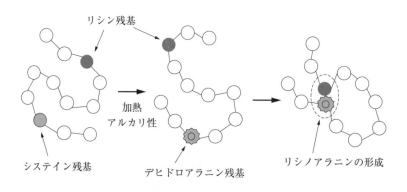

図4-6　リシノアラニンの形成

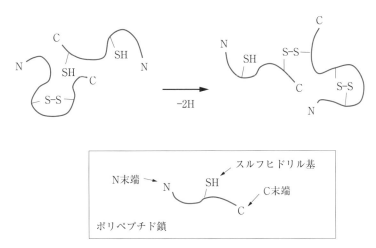

図 4-7　システイン残基の変化

とで製パン性が向上すると考えられている。

　食品加工によるタンパク質の変化では、酢酸によって魚肉タンパク質を白色凝固変化させたしめサバ、牛乳を乳酸発酵させてタンパク質であるカゼインを等電点沈降させたヨーグルト、アヒルの卵をアルカリ性に保持することで卵白、卵黄中のタンパク質をゲル化させたピータン、豆乳に凝固剤である塩化マグネシウム（にがり）や硫酸カルシウム（すまし粉）などを加えてタンパク質を凝集沈降させた豆腐、大豆タンパク質を冷凍により変性させてできた凍り豆腐などがある。

　食肉の赤色はヘム色素タンパク質であるミオグロビン[2]である。ミオグロビンは新鮮な生肉では暗赤色を呈するが、酸素の存在下ではオキシミオグロビンとなって鮮やかな赤色を呈する。さらに

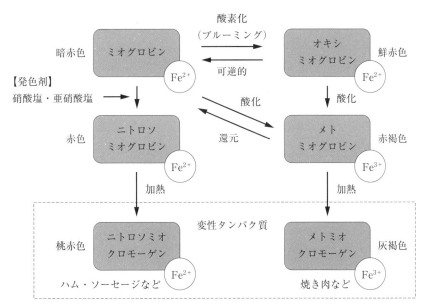

図 4-8　食肉中のミオグロビンの色調変化

2　ミオグロビン：タンパク質のグロビンと鉄を含む色素ヘムとが結合した色素タンパク質で筋肉に含まれる。代表的な鉄タンパク質の1つでヘムタンパク質に分類される。ヘモグロビンよりも酸素と結合する力が強く、筋肉中に酸素を貯蔵する。

酸化が進むとヘム色素の二価鉄が三価鉄に酸化された赤褐色のメトミオグロビンへと変化する。さらに調理などの加熱処理によりメトミオクロモーゲンへと変化し灰褐色となる。

　ミオグロビンに発色剤として硝酸塩や亜硝酸塩を添加すると、一酸化窒素（NO）がミオグロビンのヘム鉄に作用し赤色のニトロソミオグロビンとなる。さらに加熱すると桃赤色のニトロソミオクロモーゲンとなる（図4-8）。ハム、ソーセージ、ベーコンなどの塩漬け肉においてこれら発色剤を用いたタンパク質の変化を食品加工に利用している。

コラム2　チーズは熟成によりおいしくなる

　牛乳を酸変性させてできたカッテージチーズは淡白な味わいである。一方で、プロテアーゼの作用でできたチーズはペプチドやアミノ酸が遊離してくるためうま味が増しておいしくなる。できたてのチーズ（カード）にはアミノ酸はわずかしか含まれていないが、熟成期間を経ることで突出してアミノ酸が増加する。これが科学的に見たチーズの熟成で酵素によるタンパク質の分解である。チーズは高熱で殺菌処理された原料乳では固まりにくい。熱変性を受けたホエータンパク質の含量が高まると軟弱なチーズになるのでチーズの原料乳（タンパク質）は熱変性されていないものがよい。

---

③　糖質の変化

1）でんぷんの糊化と老化

　(1) 糊化と老化　　生のでんぷん（β-でんぷん）は、アミロースとアミロペクチンが規則正しく集まった構造（ミセル構造）をもつ。β-でんぷんは、水に溶けず、水に懸濁すると沈殿する。また、β-でんぷんは、アミラーゼなどの消化酵素の作用を受けにくいため消化性が低い。生米に含まれるでんぷんの状態がβ-でんぷんであり、生米をそのまま食べても硬く、食味が悪く、消化性も低い。

　β-でんぷんに水を加えて加熱すると、ミセル構造が崩壊し、水が入り込み膨らみ、粘度や透明度が増して、糊のような状態になる。これをでんぷんの糊化もしくはα化という（図4-9）。糊化したでんぷん（α-でんぷん）は、消化酵素も入り込みやすく、その作用を受けやすいため消化性が高くなる。炊飯したご飯に含まれるでんぷんの状態がα-でんぷんである。β-でんぷんは、水に溶けず、無味である。一方、α-でんぷんを食すると、唾液中のアミラーゼの作用により、でんぷんから少量のオリゴ糖やマルトースなどが生じ、甘味などが感じられる。

　糊化したでんぷんを冷却・放置しておくと、部分的にミセル構造を再形成して、粘度や透明度を失って硬くなり、離水も進行する。この現象をでんぷんの老化もしくはβ化という（図4-9）。老化

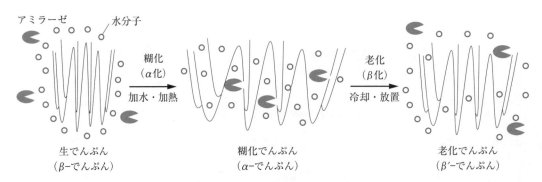

図4-9　でんぷんの糊化と老化の模式図

表 4-1　でんぷんの老化防止法と応用した食品例

方法	内容	応用した食品例
乾燥	糊化したでんぷんを、水分 15 ％以下まで急速乾燥する	α 化米、せんべい、ビスケット、インスタントラーメンなど
保温	糊化したでんぷんを、60 ℃以上で保温する	炊飯器によるご飯の保温など
凍結	糊化したでんぷんを、0 ℃以下まで急速冷凍する	ご飯の冷凍保存、冷凍うどんなど
老化防止剤の添加	糊化したでんぷんに、糖類、モノグリセリド、ショ糖脂肪酸エステルなどの老化防止剤を添加する	求肥、大福、パンなど

したでんぷんは、もとの生でんぷんまで完全に戻らず、部分的に β-でんぷんに近い構造（β′-でんぷん）となり、食味や消化性も低くなる。冷めたご飯に含まれるでんぷんの状態が、β′-でんぷんである。冷めたご飯は食することはできるが、温かいご飯に比べると硬くなり、食味も低下している。

　⑵　**でんぷんの老化因子**　　でんぷんの老化因子には、水分、温度、pH、アミロース・アミロペクチン構成比率など、以下のものがある。

　⒜　水分　　水分量 30〜60 ％程度で、老化が進行しやすい。炊飯したご飯の水分量は 60 ％程度であり、老化が進行しやすい水分量である。

　⒝　温度　　0〜10 ℃付近で老化が進行しやすい。この温度帯は冷蔵庫内の温度にあたり、ご飯を冷蔵庫に保蔵すると、老化が進行しやすくなる。

　⒞　pH　　酸性から中性域の pH で老化が進行しやすい。ご飯は弱酸性を示し、老化が進行しやすい pH をもつ。

　⒟　アミロース・アミロペクチン構成比率：高いアミロース比率　　直鎖状のアミロースは、分子内に水を保持しにくいので、老化しやすい。うるち米でんぷんの構成比率は、アミロース約 20 ％、アミロペクチン約 80 ％である。一方、もち米でんぷんの構成比率は、アミロペクチンがほぼ 100 ％である。つまり、ご飯（うるち米でんぷん）の方が、もち（もち米でんぷん）よりも老化しやすい。

　⑶　**でんぷんの老化防止法**　　でんぷんの老化は、食味や消化性などの著しい低下を招く。そのため、でんぷんの老化を制御することが食品の調理・加工・保蔵で重要となる。でんぷんの老化を防止する方法およびそれを応用した食品例を、表 4-1 に示す。

２）酵素による糖質の変化

　でんぷんの加水分解には、多種の酵素が関わっている。代表的な酵素として、α-アミラーゼ、β-アミラーゼ、グルコアミラーゼ、イソアミラーゼ（図 4-10）などがある。そのほか、食物繊維を加水分解する酵素として、セルラーゼ、イヌリナーゼ、ペクチナーゼなどが知られている。

　⑴　**α-アミラーゼ**　　でんぷんの α-1, 4 結合をランダムに加水分解し、デキストリンを生成するエンド型酵素である。動物、植物、微生物などに広く存在する。

　⑵　**β-アミラーゼ**　　でんぷんの非還元末端[3] から α-1, 4 結合を、マルトース単位で加水分解するエキソ型酵素である。麦芽やサツマイモなどの植物に存在する。サツマイモの主要甘味成分は、マルトースである。

3　非還元末端：でんぷん分子中でグリコシド性ヒドロキシ基をもつ末端を還元末端、グリコシド性ヒドロキシ基をもたない末端を非還元末端という。

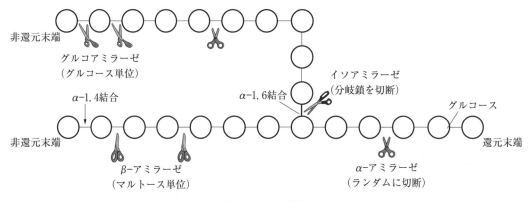

図 4-10　でんぷん加水分解酵素と作用様式

⑶ **グルコアミラーゼ**　でんぷんの非還元末端から α-1, 4 結合を、グルコース単位で加水分解するエキソ型酵素である。麹カビなどのカビに多く含まれる酵素で、米と、米表面に麹カビを増殖させた米麹から作られる甘酒の主要甘味成分は、グルコースである。

⑷ **イソアミラーゼ**　でんぷんの α-1, 6 結合を加水分解し、枝切り酵素とも呼ばれる。

⑸ **セルラーゼ**　セルロース（構成糖：グルコース）を加水分解する酵素である。

⑹ **イヌリナーゼ**　イヌリン（主要構成糖：フルクトース）を加水分解する酵素であり、フルクトース製造にも用いられる。

⑺ **ペクチナーゼ**　ペクチン（主要構成糖：D-ガラクツロン酸）を加水分解する酵素の総称であり、植物の軟化にも関与する。また、ペクチンは果汁の濁りの原因物質であるため、果汁の清澄化にも用いられる。

コラム３　石焼きイモは甘く、電子レンジで加熱したサツマイモは甘くない

　サツマイモが甘くなるのは、サツマイモに含まれる β-アミラーゼが、加熱により糊化したでんぷんに作用して、マルトースを生成するからである。サツマイモでんぷんの糊化温度は 70〜75℃ で、β-アミラーゼを作用させるためには、糊化温度以上に加熱する必要がある。一方、サツマイモの β-アミラーゼは、80℃ を超えると活性が大きく低下する。つまり、でんぷんの糊化と β-アミラーゼの作用を最大化するために、サツマイモ内部の温度を 70〜80℃ 付近にいかに長時間保つかが重要となる。すなわち、石焼きイモの調理法は、サツマイモ内部をこの温度に長期間保つことができる調理法ということになる。一方、電子レンジ加熱は、サツマイモ内部の温度を急上昇させるため、β-アミラーゼの熱失活が起こり、甘くなりにくい調理法である。

3）加熱による糖質の変化

　でんぷんを酵素、酸、または高温加熱処理すると、でんぷんは部分的に加水分解され、デキストリンが生成する。デキストリンは、グルコースが一般的に 10 個以上結合した糖鎖であり、α-1, 4 結合で結合した直鎖状構造や、α-1, 4 結合および α-1, 6 結合で結合した分岐状構造をもつ。デキストリンは、一般的に水に溶けやすく、老化しにくく、消化酵素の作用を受けやすい。デキストリンは、加熱しても糊化でんぷんのような強い粘性を示さない。そのため、適度なとろみが必要な加工食品の増粘剤等に用いられている。ただし、原料となるでんぷんの種類、低分子化の程度、およびグルコースの結合様式により特性が大きく異なり、用途に合わせて使い分けられている。

　デキストリンに、α-アミラーゼ、β-アミラーゼやグルコアミラーゼを作用させ、これら酵素によ

り分解されなかったデキストリン部分を精製したものを、難消化性デキストリンという。難消化性デキストリンは、水に溶けやすく、消化酵素の作用を受けにくいため、水溶性の食物繊維として幅広く利用されている。また、難消化性デキストリンは、食後血糖や食後中性脂肪の上昇抑制作用や整腸作用が認められており、特定保健用食品や機能性表示食品の関与成分として、多くの食品に用いられている。

グルコース、フルクトース、マルトースやスクロースなどの小糖類を160〜200℃の高温下で加熱すると、香ばしい香りを有し、黒褐色の濃厚な液状のカラメルに変化する。これをカラメル化反応という。菓子や飲料などの着色料や風味づけに利用される。また、グルコースやフルクトースなどの還元糖は、アミノ酸やタンパク質と反応して、着色や香気生成を引き起こす。これを、アミノ・カルボニル反応という。これらは、非酵素的褐変とも呼ばれ、次節で詳細に述べる。

4）多糖類のゲル化

でんぷん、カンテンやカラギーナンなどの多糖類を水に溶き、加熱してから冷却するとゲル化（凝固）する。この働きを利用して、でんぷんは、わらび餅やタピオカ、カンテンやカラギーナンはゼリーなどのゲル化剤として使用されている。これらは、多糖分子間の水素結合を中心とした相互作用によると考えられている。

高メトキシルペクチンは、多量の酸や糖の添加によりゲル化し、ジャムなどの製造に利用されている。グルコマンナンは、水酸化カルシウムなどのアルカリを添加することによりゲル化し、コンニャクができる。また、低メトキシルペクチンやアルギン酸のようにカルシウムなどの二価のイオンを介してゲル化するものもある。

④ 褐変（酵素的褐変・非酵素的褐変）

1）酵素的褐変・非酵素的褐変とその関係する食品

食品の保蔵、調理、加工などにより、食品の色が褐色に変化することを褐変という。リンゴやゴボウの切断面の変色による褐色化、しょうゆ、味噌、パンやカラメルなどの褐色化は、この褐変反応により生じる。褐変を大きく2つに分類すると、褐変に酵素が関与する酵素的褐変と、酵素が関与しない非酵素的褐変に分けられる。前者は、酵素反応により起こり、後者は化学反応により起こる。ここで、酵素は化学反応を著しく速める触媒として働き、酵素反応は化学反応に比べて反応速度が著しく速い。つまり、酵素的褐変は室温下で比較的にすぐに褐色化が起こる。一方、非酵素的褐変は長期間かけて、もしくは高温加熱下で褐色化が起こる。この観点から考えると、室温で色がすぐに変化するリンゴやゴボウの変色は主に酵素的褐変により起こる。一方、長期間かけて生じるしょうゆや味噌、高温加熱下で生じるパンやカラメルの褐色化は、主に非酵素的褐変で起こる。

2）酵素的褐変

(1)　**ポリフェノールオキシダーゼによる褐変**　　果実・野菜類などの切断面の変色は、酵素であるポリフェノールオキシダーゼの作用による。この酵素の作用により起こる反応を、一般的に酵素的褐変という。

酵素的褐変は、リンゴ、ゴボウ、バナナやジャガイモなどの褐色化に関与している。植物は、ポリフェノールオキシダーゼとともに、芳香環に複数のヒドロキシ基（–OH）を有する多種多様なポリフェノールを含んでいる。植物の切断などにより、植物組織や細胞が破壊されると、酸素の存在

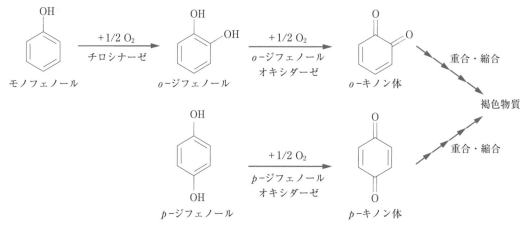

図 4-11　ポリフェノールオキシダーゼによる褐変

下で両者が反応し、ポリフェノール類のキノン構造への酸化が起こる。ポリフェノールオキシダー
ゼは、チロシナーゼ、*o*-ジフェノールオキシダーゼや *p*-ジフェノールオキシダーゼの総称として用
いられている。これらにより生じたキノン体は、重合・縮合などが起こり、褐色物質が生成される
（図 4-11）。

(2)　酵素的褐変の防止法　　果実・野菜類などの保蔵、調理、加工などにおける酵素的褐変は、
品質劣化や商品価値の低下を招き、好ましくない褐変である。そこで、酵素的褐変の防止には、ポ
リフェノールオキシダーゼを失活もしくは抑制させる、酵素や基質を除去する、反応に必要な酸素
を除去することが行われている。ただし、これらの方法は、食味や商品価値などの低下を招くこと
もあり、完全に制御することは難しい。

　(a)　**ポリフェノールオキシダーゼの失活もしくは抑制**　　湯通しなどによる加熱（ブランチング）、
レモン汁などの添加による酸性化、低温保蔵、リンゴを食塩水に浸けるなど食塩などの阻害剤の添
加、アスコルビン酸や亜硫酸塩などの還元剤の添加などが有効である。

　(b)　**酵素や基質の除去**　　水や食塩水にさらすことにより、酵素や基質を流出させて、褐変を抑
制させる。

　(c)　**酸素の除去**　　真空包装もしくは窒素充填などで酸素を除去し、褐変を抑制させる。

(3)　酵素的褐変を利用した食品　　酵素的褐変は、一般的に好ましくない褐変とされる。一方で、
この酵素的褐変を積極的に利用した食品が、紅茶やウーロン茶である。紅茶は、生茶葉に含まれる
ポリフェノール化合物であるカテキン類（エピカテキン、エピガロカテキンなど）がポリフェノールオキ
シダーゼにより酸化される反応を利用したものである。摘み取った茶葉を 15～20 時間陰干しして、
茶葉を萎れさせ、やわらかくする（萎凋）。次に、茶葉をよく揉み込み、細胞を破壊させ（揉捻）、20
～25 ℃程度で湿度 90 ％以上の条件下で 1～4 時間酵素的褐変反応を起こさせる（発酵）。最終的に、
茶葉を加熱乾燥（乾燥）させて製造される。ここで、茶葉中のカテキン類はキノン体に酸化され、そ
れらが重合し、テアフラビンや、さらにその重合物であるテアルビジンなどの赤色物質が生成する。
一方、緑茶は、紅茶と同じ茶葉を用いて製造されるが、摘み取った茶葉をあらかじめ蒸すことによ
り、ポリフェノールオキシダーゼを失活させてから製造される。

３）非酵素的褐変

（1）アミノ・カルボニル反応　　食品の保蔵、調理、加工などにより起こるアミノ・カルボニル反応は、しょうゆ、味噌、パンなどの好ましい着色（褐色化）をもたらす。また、パンやコーヒー豆などの加熱は、ストレッカー分解が起こり、香ばしい芳香も合わせて生成する。一方で、長期間の保蔵や長時間の加熱により、甘酒の褐色化など商品価値の低下を招くこともあり、好ましくない反応にもなる。

（a）アミノ・カルボニル反応機構　　食品中のアミノ基をもつ化合物（アミノ化合物）とカルボニル基をもつ化合物（カルボニル化合物）が反応して、最終的に褐変物質であるメラノイジンが生成される反応をアミノ・カルボニル反応という。発見者にちなんで、メイラード反応とも呼ばれる。食品中の代表的なアミノ化合物は、アミノ酸、ペプチドやタンパク質などである。一方、食品中の代表的なカルボニル化合物は、還元糖などである。すなわち、これらは食品中にありふれた化合物であり、このアミノ・カルボニル反応は絶えず起こっている。

この反応は、初期、中期、後期の３段階に分類される。図4-12に、グルコースとアミノ酸とのアミノ・カルボニル反応の概略を示す。初期段階において、グルコースとアミノ酸が脱水縮合して、シッフ塩基が形成される。シッフ塩基の二重結合が転位して、数種のアマドリ化合物が生成する。中期段階では、アマドリ化合物が、脱水、分解、縮合を経て3-デオキシグルコソンなどの様々な

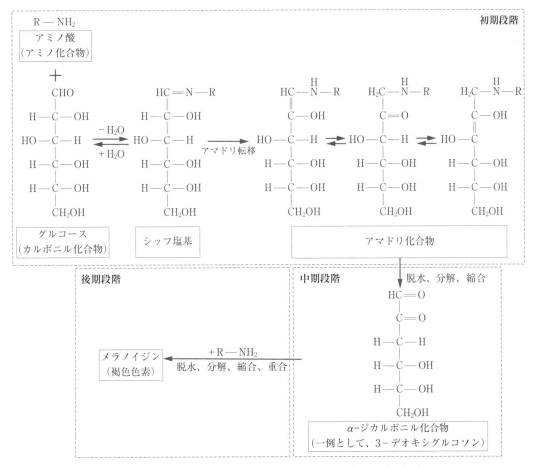

図4-12　グルコースとアミノ酸とのアミノ・カルボニル反応の概略

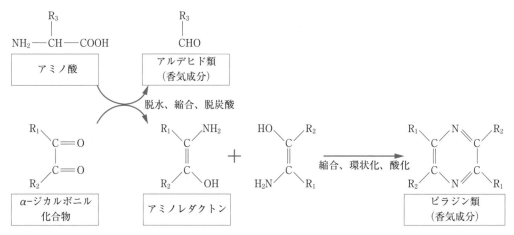

図4-13　ストレッカー分解の概略

α–ジカルボニル化合物が生成される。後期段階では、様々な α–ジカルボニル化合物とアミノ酸や
タンパク質などのアミノ化合物が反応し、脱水、分解、縮合、重合を経て褐色色素であるメラノイ
ジンが生成されると考えられている。このメラノイジンは、様々な褐色物質の総称である。また、
それぞれの褐色物質の反応機構は、極めて複雑であり、いまだ不明な点が多い。

　（b）　ストレッカー分解　　パンやコーヒー豆などの加熱により、香ばしい芳香が生成する。これ
ら加熱香気成分は、アミノ・カルボニル反応の副反応であるストレッカー分解により生じる。

　ストレッカー分解の概略を図4-13に示す。アミノ・カルボニル反応の中期段階で生成した3-デ
オキシグルコソンなどの α–ジカルボニル化合物とアミノ酸が反応すると、アミノ酸は脱炭酸して、
炭素数が1小さい揮発性のアルデヒドになる。このアルデヒド類は、それぞれ特有の香気を有して
おり、食品を加熱した時の香気成分の一種である。また、α–ジカルボニル化合物とアミノ酸が反応
すると、アミノレダクトンも生成する。このアミノレダクトンが2分子縮合し、環状化、酸化され
るとピラジン類が生成する。このピラジン類も、食品を加熱した時の香気成分の一種である。これ
ら香気は、アミノ酸や糖の種類、反応温度などの条件でも変化し、カラメル様、パン様、焦げ様な
ど、様々な香気を生じる。各アミノ酸とグルコースを試験管内で加熱した時の香気の特徴を、表4-
2に示す。

　（c）　アミノ・カルボニル反応に影響を与える要因と褐変抑制法　　アミノ・カルボニル反応に影
響を与える因子として、温度、pH、水分活性、金属イオン、糖の種類、アミノ酸の種類などがあり、
これらに基づき褐変を抑制することが可能である。

　①　温度　　アミノ・カルボニル反応は、化学反応であるため、温度が高ければ高いほど反応は
速く進行する。よって、食品をできるだけ低温に保蔵することにより反応を抑制することができる。

　②　pH　　一般的に、pH 3前後で最も遅くなり、pH が高ければ高い（アルカリ性）ほど反応は速
く進行する。食味に影響を与えない場合、pH を下げることにより反応を抑制することができる。

　③　水分活性　　水分活性が0.65〜0.85の中間水分食品で反応が速く進行する。

　④　金属イオン　　金属イオンは、一般に化学反応の触媒となる。鉄や銅イオンは、反応を早く
進行させる。そのため、食品の調理、加工に用いる水から、これらを除去することにより反応を抑
制することができる。

表 4-2　アミノ酸とグルコースを加熱褐変させた時に生じる香気の特徴

アミノ酸	香気（180℃加熱）	香気（100℃加熱）
グリシン	カラメル様	
アラニン	カラメル様	
バリン	刺激性の強いチョコレート様	ライ麦パン様
ロイシン	焼いたチーズ様	甘いチョコレート様
イソロイシン	焼いたチーズ様	
フェニルアラニン	スミレの花様	甘い花様
チロシン	カラメル様	
メチオニン	ジャガイモ様	ジャガイモ様
ヒスチジン	トウモロコシ様	
スレオニン	焦げ様	チョコレート様
アスパラギン酸	カラメル様	氷砂糖様
グルタミン酸	バターボール様	チョコレート様
アルギニン	焦げた砂糖様	ポップコーン様
リジン	パン様	
プロリン	パン様	焦げたタンパク質様

⑤　**糖の種類**　アミノ・カルボニル反応の基質は、カルボニル基をもつカルボニル化合物である。つまり、還元糖である。重量あたりの分子（カルボニル基）の数が多いほど、反応における基質量が増加するので、同一重量の場合は、分子量の小さい還元糖ほど反応が速く進行する。例えば、リボース（五炭糖、分子量 150）、グルコース（六炭糖、180）、マルトース（2 分子のグルコースが結合した二糖、342）を比較した場合、リボースが最も早く進行し、次いでグルコース、マルトースとなる。また、五炭糖の方が、六炭糖よりも反応性の高い開環型（アルデヒド型）になりやすいためである。一方で、非還元糖であるスクロース、トレハロース、キシリトールなどの糖アルコールやでんぷんなどの多糖類は反応性を示さない。そのため、食品の調理、加工に用いる糖は、反応性の低い糖類を選択するとよい。

⑥　**アミノ酸の種類**　アミノ・カルボニル反応の基質は、アミノ基をもつアミノ化合物である。つまり、一般的な 20 種のアミノ酸は、主鎖にアミノ基をもち、反応性をもつ。リジンなどの塩基性アミノ酸は、側鎖にもアミノ基を有し、他のアミノ酸に比べて反応性が高い。

⑦　**反応阻害剤**　亜硫酸塩は、カルボニル化合物と反応することから、アミノ・カルボニル反応を抑制することができる。ワインなどにも食品添加物として利用されている。

⑵　その他の非酵素的褐変

⒜　**カラメル化反応**　グルコース、フルクトース、マルトースやスクロースなどの小糖類を、160〜200℃の高温下で単独加熱すると、香ばしい香りを有し、黒褐色の濃厚な液状のカラメルに変化する。これをカラメル化反応という。この反応は、酸やアルカリ条件下で早く進行する。菓子や飲料などの着色料や風味づけに利用される。

⒝　**アスコルビン酸の褐変**　アスコルビン酸は、酸化されてデヒドロアスコルビン酸、さらに加水分解されて 2, 3-ジケトグロン酸となる。2, 3-ジケトグロン酸は、α-ジカルボニル化合物の一種であり、アミノ・カルボニル反応により褐色化する。緑茶飲料の長期保存による褐変は、酸化防止剤として添加されているアスコルビン酸による褐変も関与している。

(c)　**水産加工品の褐変**　　魚の干物などの水産加工品は、貯蔵中に褐変が起こることがある。この現象を、油焼けという。これは、魚類に含まれる脂質の自動酸化により生成されたカルボニル化合物が、アミノ・カルボニル反応を経て褐変すると考えられている。

―――――――――　**コラム4　ヒトの体内で起こるアミノ・カルボニル反応**　―――――――――

　味噌やしょうゆの色は、長期間の熟成過程において、大豆や穀類などの原料中の還元糖とアミノ酸やタンパク質間のアミノ・カルボニル反応により生成される。われわれヒトの体内を考えてみると、血液の中を還元糖（グルコース）が常に流れ、アミノ酸やタンパク質も多く存在する。また、ヒト体内は37℃程度に常に保たれている。つまり、ヒトの体内でも、しょうゆや味噌の熟成中に起こるような化学反応が、ゆっくりゆっくり進行している。この時、ヒト体内の機能タンパク質でこの反応が進行すると、クリスタリンの糖化による白内障、コラーゲンの糖化による動脈硬化などの病気、いわゆる糖尿病合併症が気づかぬうちに発症している。そのため、日ごろから血液中のグルコースを急上昇させないような、血糖コントロールが重要である。また、生体内では、アミノ・カルボニル反応を経て、様々な終末糖化産物（Advanced Glycation End products：AGEs）が生成する。このAGEsもまた、老化や各種病気の発症に関与していると考えられている。

引用・参考文献

太田英明・北畠直文・白土英樹編　2016年『食べ物と健康　食品の加工（増補）』南江堂

久保田紀久枝・森光康次郎編　2016年『食品学―食品成分と機能性』東京化学同人

齋藤忠夫　2016年『チーズの科学』講談社

島田淳子　1967年「揚げ物の品質に関与する要因について（第3報）」『家政学雑誌』18巻2号、日本家政学会、
　　pp.80–83

武内将・原節子・戸谷洋一郎・日比野英彦・田中幸久　1997年「高度不飽和リン脂質の自動酸化挙動（第1報）」
　　『日本油化学会誌』46巻2号、日本油化学会、pp.175–181

中村善行・藏之内利和・高田明子・片山健二　2014年「サツマイモを蒸した際のマルトース生成に及ぼす塊根
　　のβ-アミラーゼ活性およびデンプン糊化温度の影響」『日本食品科学工学会誌』61巻12号、日本食品科学工
　　学会、pp.577–585

日本紅茶協会　「紅茶の製造」https://www.tea-a.gr.jp/knowledge/tea_production/

藤巻正生・倉田忠男　1971年「食品の加熱香気」『化学と生物』9巻2号、日本農芸化学会、pp.85–95

本間清一・村田容常編　2016年『食品加工貯蔵学』東京化学同人

森田潤司・成田宏史編　2016年『食品学総論（第3版）』化学同人

5 章

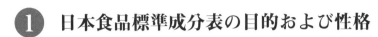

食品成分表

① 日本食品標準成分表の目的および性格

1）目　的

　日本食品標準成分表（以下「食品成分表」という）は、第二次世界大戦後の日本人の栄養改善を目的に、1950（昭和25）年に科学技術庁資源調査会より公表され、幅広い分野で活用することを目的としている。表5-1に示す通り、2000（平成12）年以降は、5年おきに全面改訂を行っているが、利用者へ食品成分の情報を速やかに公開するため、2016（平成28）年以降は毎年「追補」を公表している。

　現在は、「日本食品標準成分表2020年版（八訂）」（以下「2020年版」という）が公表され、別冊の「アミノ酸成分表編」[1]、「脂肪酸成分表編」[2]および「炭水化物成分表編」[3]も同時に公表され、合計4冊から構成されている。

2）成分値は1食品1標準成分値が原則

　年間を通じて普通に摂取する場合の全国的な平均値を標準成分値として収載している。

　原材料的食品は品種、成育（生育）環境等種々の要因により、加工品や調理食品は原材料の配合割合、加工方法や調理方法の違いにより成分値に差が出る。これらの数値の変動要因を十分考慮しながら、分析値、文献値等をもとに標準的な成分値を定め、1食品1標準成分値を原則としている。

表5-1　日本食品標準成分表の沿革

公表年	名称	収載食品数	成分項目数
1950（昭和25）	『日本食品標準成分表』公表	538	14
1954（昭和29）	『改訂日本食品標準成分表』	695	15
1963（昭和38）	『三訂日本食品標準成分表』	878	19
1982（昭和57）	『四訂日本食品標準成分表』	1621	19
2000（平成12）	『五訂日本食品標準成分表』	1882	36
2005（平成17）	『五訂増補日本食品標準成分表』	1878	43
2010（平成22）	『日本食品標準成分表2010』	1878	50
2015（平成27）	『日本食品標準成分表2015年版（七訂）』	2191	52
2020（令和2）	『日本食品標準成分表2020年版（八訂）』	2478	54

1　アミノ酸成分表編：可食部100gあたりのアミノ酸の成分値を収載した第1表のほか、計4つの表が作成され収載されている。

2　脂肪酸成分表編：可食部100gあたりの脂肪酸および脂肪酸総量を収載した第1表のほか、計3つの表が作成され収載されている。

3　炭水化物成分表編：可食部100gあたりの利用可能炭水化物（でん粉、単糖、二糖類等）、糖アルコールを収載した本表のほか、食物繊維を収載した別表1、有機酸を収載した別表2がある。

日本食品標準成分表 2020 年版（八訂）の内容と特徴

1）収載食品の分類と概要

　2020 年版では、表 5-2 に示す通り、18 食品群 2478 食品が収載されているが、今回の改訂では、2015 年版の食品群「18　調理加工食品類」を「18　調理済み流通食品類」に名称変更した。また、2015 年版では、資料 3 として掲載されていた「そう菜」は、18 群に収載され、表 5-3 に示す通り、

表 5-2　食品群別収載食品数

	食品群	食品数
1	穀類	205
2	いも及びでん粉類	70
3	砂糖及び甘味類	30
4	豆類	108
5	種実類	46
6	野菜類	401
7	果実類	183
8	きのこ類	55
9	藻類	57
10	魚介類	453
11	肉類	310
12	卵類	23
13	乳類	59
14	油脂類	34
15	菓子類	185
16	し好飲料類	61
17	調味料及び香辛料類	148
18	調理済み流通食品類	50
	合計	2478

表 5-3　調理済み流通食品類に収載した食品例

和風料理	和え物	青菜の白和え、いんげんのごま和え、わかめとねぎの酢みそ和え
	酢の物	紅白なます
	汁物	とん汁
	煮物	卯の花の炒り、親子丼の具、牛飯の具、切り干し大根の煮物、きんぴらごぼう、ぜんまいのいため煮、筑前煮、肉じゃが、ひじきのいため煮
洋風料理	カレー	チキンカレー、ビーフカレー、ポークカレー
	コロッケ	カニクリームコロッケ、コーンクリームコロッケ、ポテトコロッケ
	スープ	かぼちゃのクリームスープ、コーンクリームスープ
	ハンバーグステーキ	合いびきハンバーグ、チキンハンバーグ、豆腐ハンバーグ
	フライ	いかフライ、えびフライ、メンチカツ
中華料理	点心	ぎょうざ、しゅうまい、中華ちまき
	菜	酢豚、八宝菜、麻婆豆腐
韓国料理	和え物	もやしのナムル

表 5-4　食品の分類と食品番号（例）

	例1	例2	例3	
食品番号	01020	10003	11019	5 桁（初めの 2 桁は食品群の番号、次の 3 桁は小分類と細分の数字）
食品群	穀類 01	魚介類 10	肉類 11	1. 穀類〜18. 調理済み流通食品類まで 18 食品群
副分類	―	〈魚類〉	〈畜肉類〉	「いも及びでん粉類」、「魚介類」、「肉類」、「乳類」、「し好飲料類」及び「調味料及び香辛料類」は、大分類の前に副分類（〈　　〉で表示）を設けて食品群を区別
類区分	―	（あじ類）	―	副分類をさらに区分（（　　）で表示）、五十音順に配列
大分類	こむぎ	まあじ	うし	原則、原動物・原植物の名称をあて、五十音順に配列 ただし、その名称が適切でないと判断される場合は、それぞれの当該食品の内容に合致した名称をあてている
中分類	〔小麦粉〕	―	〔和牛肉〕	原則、原材料的形状から順次加工度の高まる順に配列
小分類	強力粉	皮つき生 003	もも脂身つき生 019	加工度が同程度なら、消費量が多い順に配列 原材料が複数からなる加工食品は、原則、主原材料の位置に配列
細分	1 等 020	―	―	小分類を細かく分けたもの

表 5-5　日本食品標準成分表 2020 年版（八訂）項目の配列と表示例

（可食部 100 g あたり）

索引番号	食品番号	食品名	廃棄率 (%)	エネルギー (kJ)	エネルギー (kcal)	水分 (g)	アミノ酸組成によるたんぱく質 (g)	たんぱく質 (g)	脂肪酸のトリアシルグリセロール当量 (g)	コレステロール (mg)	脂質 (g)	利用可能炭水化物（単糖当量）(g)	利用可能炭水化物（質量計）(g)	差引き法による利用可能炭水化物 (g)	食物繊維総量 (g)	糖アルコール (g)	炭水化物 (g)	有機酸 (g)	灰分 (g)	ナトリウム (mg)	カリウム (mg)	カルシウム (mg)	マグネシウム (mg)	リン (mg)	鉄 (mg)	亜鉛 (mg)	銅 (mg)	マンガン (mg)	ヨウ素 (µg)	セレン (µg)	クロム (µg)	モリブデン (µg)
536	06064	（キャベツ類）レッドキャベツ　結球葉　生	10	125	30	90.4	(1.3)	2.0	Tr	(0)	0.1	(3.5)	(3.5)	4.7	2.8	—	6.7	—	0.8	4	310	40	13	43	0.5	0.3	0.04	0.20	—	—	—	—
537	06065	きゅうり　果実　生	2	55	13	95.4	0.7	1.0	Tr	0	0.1	2.0	2.0*	2.0	1.1	—	3.0	0.3	0.5	1	200	26	15	36	0.3	0.2	0.11	0.07	1	1	1	4

注＊）エネルギー算出に用いた炭水化物の成分値

食品番号	レチノール (µg)	α-カロテン (µg)	β-カロテン (µg)	β-クリプトキサンチン (µg)	β-カロテン当量 (µg)	レチノール活性当量 (µg)	ビタミンD (µg)	α-トコフェロール (mg)	β-トコフェロール (mg)	γ-トコフェロール (mg)	δ-トコフェロール (mg)	ビタミンK (µg)	ビタミンB₁ (mg)	ビタミンB₂ (mg)	ナイアシン (mg)	ナイアシン当量 (mg)	ビタミンB₆ (mg)	ビタミンB₁₂ (µg)	葉酸 (µg)	パントテン酸 (mg)	ビオチン (µg)	ビタミンC (mg)	アルコール (g)	食塩相当量 (g)	備考
06064	(0)	0	36	0	36	3	(0)	0.1	0	0	0	29	0.07	0.03	0.3	(0.6)	0.19	(0)	58	0.35	—	68	—	0	別名：赤キャベツ，紫キャベツ　廃棄部位：しん　硝酸イオン：Tr
06065	(0)	1	330	0	330	28	(0)	0.3	0	0	0	34	0.03	0.03	0.2	0.4	0.05	(0)	25	0.33	1.4	14	—	0	廃棄部位：両端　硝酸イオン：Tr

大手事業者から収集したレシピに基づき、代表的な調理食品41種類の成分値を新たに収載した。

2）食品の分類、配列、食品番号

（1）食品の分類と配列　収載食品は、大分類、中分類、小分類および細分の4段階に分類され、大分類は五十音順に配列されている。表示例を表5-4に示した。

（2）食品番号　食品番号は5桁で、はじめの2桁は食品群の番号、次の3桁は小分類と細分の数字となっている。

（3）索引番号　食品成分表には、各食品に索引番号がついている。五訂食品成分表（2000年）以降の新規追加、名称変更等で、収載順と食品番号が一致しなくなった食品があるため、食品を検索しやすくするため、通し番号をつけ加えた。

（4）食品名　学術名や慣用名が採用されており、別名がある場合には、備考欄に記してある。

3）収載成分項目

（1）項目およびその配列　項目の配列を表5-5に示す。項目は、廃棄率、エネルギー、水分、成分項目群「たんぱく質」「脂質」「炭水化物」に属する成分、有機酸、灰分、無機質、ビタミン、その他（アルコールおよび食塩相当量）、備考の順に配列されている。

（2）廃棄率および可食部　食品成分表の各成分値は、可食部100gあたりの数値で示される。可食部とは、食品全体あるいは購入形態から廃棄部位を除いたもの。廃棄率は、原則として、通常の食習慣において廃棄される部分（魚の骨・野菜の皮や根、芯など）の食品全体あるいは購入形態に対する重量の割合（%）で示される。各食品の廃棄した部分は、備考欄に記してある。

（3）収載値と記号について　各成分の収載単位は、最小表示の位が決められている。また、表5-6に示す通り、収載値の記号のうち、「―」は未測定、「Tr（トレース・微量の意味）」は含まれてはいるが、最少記載量の1/10以上含まれているが5/10未満を意味する。

4）エネルギーの算出方法

食品のエネルギー値は、従来用いられていた、たんぱく質、脂質および炭水化物にエネルギー換算係数を乗じて求める算出方法から、原則として、可食部100gあたりのアミノ酸組成によるたんぱく質、脂肪酸のトリアシルグリセロール当量、利用可能炭水化物（単糖当量）、糖アルコール、食物繊維総量、有機酸およびアルコールの量（g）に各成分のエネルギー換算係数（表5-7参照）を乗じたものを合計し、100gあたりのkJおよびkcalを算出し収載されている。

5）食品の分析方法

（1）一般成分　一般成分とは、「水分」、成分項目群「たんぱく質」、「脂質（コレステロールを除く）」、「炭水化物」に属する成分、「有機酸」および「灰分」である。一般成分の測定方法を表5-8

表5-6　収載値の記号

0	食品成分の最少記載量の1/10未満、あるいは「検出されなかった」ことを示す。 （ヨウ素・セレン・クロム・モリブデンは3/10、ビオチンは4/10） （食塩相当量の0は産出値が最少値〔0.1g〕の5/10未満であることを示す）
Tr	トレース（微量）：成分最少記載量の1/10以上含まれているが5/10未満であることを示す。
―	未測定のもの。（食物繊維では、水溶性と不溶性に分別定量が困難な場合）
(0)	文献などにより含まれないと推定される。
(Tr)	文献などにより微量に含まれていると推定される。

表 5-7　各成分のエネルギー換算係数

成分名	換算係数 (kJ/g)	換算係数 (kcal/g)	備考
アミノ酸組成によるたんぱく質／たんぱく質[1]	17	4	
脂肪酸のトリアシルグリセロール当量／脂質[1]	37	9	
利用可能炭水化物（単糖当量）	16	3.75	
差し引き法による利用可能炭水化物[1]	17	4	
食物繊維総量	8	2	成分値は AOAC 2011.25 法、プロスキー変法又はプロスキー法による食物繊維総量を用いる。
アルコール	29	7	
糖アルコール[2]			
ソルビトール	10.8	2.6	
マンニトール	6.7	1.6	
マルチトール	8.8	2.1	
還元水あめ	12.6	3.0	
その他の糖アルコール	10	2.4	
有機酸[2]			
酢酸	14.6	3.5	
乳酸	15.1	3.6	
クエン酸	10.3	2.5	
リンゴ酸	10.0	2.4	
その他の有機酸	13.0	3.0	

注 1）アミノ酸組成によるたんぱく質、脂肪酸のトリアシルグリセロール当量、利用可能炭水化物（単糖当量）の成分値がない食品では、それぞれたんぱく質、脂質、差し引き法による利用可能炭水化物の成分値を用いてエネルギー計算を行う。利用可能炭水化物（単糖当量）の成分値がある食品でも、水分を除く一般成分等の合計値と 100 g から水分を差し引いた乾物値との比が一定の範囲に入らない食品の場合には、利用可能炭水化物（単糖当量）に代えて、差し引き法による利用可能炭水化物を用いてエネルギー計算をする

注 2）糖アルコール、有機酸のうち、収載値が 1 g 以上の食品がある化合物で、エネルギー換算係数を定めてある化合物については、当該化合物に適用するエネルギー換算係数を用いてエネルギー計算を行う

に示す。

（a）　水分　　水分測定に主として用いられるのは常圧加熱乾燥法で、加熱温度は 105 ℃を基本とする。

（b）　たんぱく質　　アミノ酸組成によるたんぱく質とともに、改良ケルダール法等により定量した基準窒素量に窒素-たんぱく質換算係数を乗じて計算したたんぱく質を収載した。窒素-たんぱく質換算係数を表 5-9 に示す。

（c）　脂質　　脂質は、食品中の有機溶媒に溶ける有機化合物の総称であり、中性脂肪のほかに、リン脂質、ステロイド、ワックスエステル、脂溶性ビタミン等も含んでいる。成分値は、脂質の総質量で示してある。また、各脂肪酸をトリアシルグリセロールに換算して合計した脂肪酸のトリアシルグリセロール当量とともに、コレステロールおよび有機溶媒可溶物を分析（ソックスレー抽出法など）で求めた脂質を収載した。脂肪酸総量、飽和脂肪酸、一価および多価不飽和脂肪酸については、脂肪酸成分表編 2020 年版に収載されている。

（d）　炭水化物　　炭水化物は、以下の差し引き法で求められるが、硝酸イオン、アルコール、酢

表 5-8　一般成分の測定法

成分		測定法
水分		常圧加熱乾燥法、減圧加熱乾燥法、カールフィッシャー法又は蒸留法。 ただしアルコールまたは酢酸を含む食品は、乾燥減量からアルコール分または酢酸の質量をそれぞれ差引いて算出。
たんぱく質	アミノ酸組成によるたんぱく質	アミノ酸成分表 2020 年版の各脂肪酸量をトリアシルグリセロールに換算した量の総和として算出。 （{可食部 100 g 当たりの各アミノ酸量×（そのアミノ酸の分子量−18.02）／そのアミノ酸の分子量}の総量）
		改良ケルダール法、サリチル酸添加改良ケルダール法又は燃焼法（改良デュマ法）によって定量した窒素量からカフェイン、テオブロミン及び／あるいは酢酸態窒素に由来する窒素量を差し引いた基準窒素量に、「窒素−たんぱく質換算係数」を乗じて算出。 食品とその食品において考慮した窒素含有成分は次の通り：コーヒー、カフェイン；ココア及びチョコレート類、カフェイン及びテオブロミン；野菜類、硝酸態窒素；茶類、カフェイン及び硝酸態窒素
脂質	脂肪酸のトリアシルグリセロール当量	脂肪酸成分表 2020 年版の各脂肪酸量をトリアシルグリセロールに換算した量の総和として算出。 {可食部 100 g 当たりの各脂肪酸の量×（その脂肪酸の分子量＋12.6828[1]）／その脂肪酸の分子量}の総量。ただし未同定脂肪酸は計算に含まない。
	コレステロール	けん化後、不けん化物を抽出分離後、水素炎イオン化検出-ガスクロマトグラフ法
	脂質	溶媒抽出-重量法：ジエチルエーテルによるソックスレー抽出法、酸分解法、液-液抽出法、クロロホルム−メタノール混液抽出法、レーゼ・ゴットリーブ法、酸・アンモニア分解法、ヘキサン−イソプロパノール法又はフォルチ法
炭水化物	利用可能炭水化物（単糖当量）	炭水化物成分表 2020 年版の各利用可能炭水化物（でん粉、単糖類、二糖類、80 ％エタノールに可溶性のマルトデキストリン及びマルトトリオース等のオリゴ糖）を単糖に換算した量の総和として算出[2]。 ただし、魚介類、肉類及び卵類の原材料的食品のうち、炭水化物としてアスロン−硫酸法による全糖の値が収載されているものは、その値を推定値とする。
	利用可能炭水化物（質量計）	炭水化物成分表 2020 年版の各利用可能炭水化物量（でん粉、単糖類、二糖類、80 ％エタノールに可溶性のマルトデキストリン及びマルトトリオース等のオリゴ糖）の総和として算出[2]。 ただし、魚介類、肉類及び卵類の原材料的食品のうち、炭水化物としてアスロン−硫酸法による全糖の値が収載されているものは、その値に 0.9 を乗じた値を推定値とする。
	差し引き法による利用可能炭水化物	100 g から、水分、アミノ酸組成によるたんぱく質（この収載値がない場合には、たんぱく質）、脂肪酸のトリアシルグリセロール当量として表した脂質（この収載値がない場合には、脂質）、食物繊維総量、有機酸、灰分、アルコール、硝酸イオン、ポリフェノール（タンニンを含む）、カフェイン、テオブロミン、加熱により発生する二酸化炭素の合計（g）を差し引いて算出。
	食物繊維総量	酵素-重量法（プロスキー変法又はプロスキー法）、又は、酵素-重量法・液体クロマトグラフ法（AOAC 2011.25 法）。
	糖アルコール	高速液体クロマトグラフ法
	炭水化物	差引き法。100 g から水分、たんぱく質、脂質及び灰分の合計（g）を差し引く。 硝酸イオン、アルコール、酢酸、ポリフェノール（タンニン含む）、カフェイン又はテオブロミンを多く含む食品や、加熱により二酸化炭素等が多量に発生する食品では、これらも差引いて算出。 ただし、魚介類、肉類及び卵類のうち原材料的食品はアンスロン−硫酸法による全糖。
有機酸		5 ％過塩素酸水で抽出、高速液体クロマトグラフ法、酵素法。
灰分		直接灰化法（550 ℃）

注 1）12.6828 は、脂肪酸をトリアシルグリセロールに変換する際の脂肪酸当たりの式量の増加量
注 2）単糖当量は、でん粉及び 80 ％エタノール可溶性のマルトデキストリンには 1.10 を、マルトトリオース等のオリゴ糖には 1.07 を、二糖類には 1.05 を、それぞれの成分値に乗じて換算し、それと単糖類の量を合計したもの

表 5-9　窒素-たんぱく質換算係数

食品群	食品名	換算係数
穀類	アマランサス	5.30
	えんばく（オートミール）	5.83
	おおむぎ	5.83
	こむぎ（玄殻・全粒粉）	5.83
	こむぎ（小麦粉・フランスパン・うどん・そうめん類・中華めん類・マカロニ・スパゲティ類・ふ類・小麦たんぱく・ぎょうざの皮・しゅうまいの皮）	5.70
	こむぎ（小麦はいが）	5.80
	こめ、こめ製品（赤飯を除く）	5.95
	ライ麦	5.83
豆類	だいず、だいず製品（豆腐竹輪除く）	5.71
種実類	アーモンド	5.18
	ブラジルナッツ・らっかせい	5.46
	その他のナッツ類	5.30
	あさ、あまに、えごま、かぼちゃ、けし、ごま、すいか、はす、ひし、ひまわり	5.30
野菜類	えだまめ・だいずもやし	5.71
	らっかせい（未熟豆）	5.46
肉類	ふかひれ	5.55
	ゼラチン・腱（うし）・豚足・軟骨（ぶた、にわとり）	5.55
乳類	液状乳類、チーズを含む乳製品、その他（シャーベット除く）	6.38
油脂類	バター類、マーガリン類	6.38
調味料及び香辛料類	しょうゆ類、みそ類	5.71
記載されている以外の食品		6.25

酸、ポリフェノール（タンニンを含む）、カフェインまたはテオブロミンを多く含む食品や加熱により二酸化炭素等が多量に発生する食品については、これらも差引いて炭水化物量を求めている。

炭水化物量＝100 g－（水分量＋たんぱく質量＋脂質量＋灰分量）g

①　利用可能炭水化物（単糖当量）　　利用可能炭水化物（単糖当量）は、炭水化物成分表編に記されている、でん粉、ぶどう糖、果糖、ガラクトース、しょ糖、麦芽糖、乳糖、オリゴ糖類などの量を単糖に換算して合計し収載した。単糖当量は、でん粉には 1.10 を、オリゴ糖には 1.07 を、二糖類には 1.05 を、それぞれの成分値に乗じて換算し、それらと単糖類の量を合計したものである。

②　利用可能炭水化物（質量計）　　利用可能炭水化物（単糖当量）と同様に、炭水化物成分表編に記されている糖を単糖換算して合計し収載した値で、これらの質量の合計である。

③　食物繊維総量　　食物繊維は、「ヒトの消化酵素で消化されない食品中の難消化性成分の総体」と定義している。分析には、プロスキー変法による「水溶性食物繊維」と「不溶性食物繊維」これらを合計した「食物繊維総量」、2020 年版より AOAC 2011.25 法の導入により「低分子水溶性食物繊維」「高分子水溶性食物繊維」および「不溶性食物繊維」を合計した食物繊維量の収載が可能となった。

④　糖アルコール　　2015 年版までは炭水化物に含まれていたが、2020 年版より新たに成分項目群「炭水化物」にエネルギー産生成分として収載された。

表 5-10　無機質の測定法

成分	試料調整法	測定法
ナトリウム	希釈抽出法又は乾式灰化法	原子吸光光度法又は誘導結合プラズマ発光分析法
カリウム		原子吸光光度法、誘導結合プラズマ発光分析法又は誘導結合プラズマ質量分析法
鉄	乾式灰化法	原子吸光光度法、誘導結合プラズマ発光分析法、誘導結合プラズマ質量分析法又は 1.10 フェナントロリン吸光光度法
亜鉛		原子吸光光度法、キレート抽出-原子吸光光度法、誘導結合プラズマ発光分析法又は誘導結合プラズマ質量分析法
マンガン		原子吸光光度法、キレート抽出-原子吸光光度法又は誘導結合プラズマ発光分析法
銅	乾式灰化法又は湿式分解法	原子吸光光度法、キレート抽出-原子吸光光度法、誘導結合プラズマ発光分析法又は誘導結合プラズマ質量分析法
カルシウム・マグネシウム	乾式灰化法	原子吸光光度法、誘導結合プラズマ発光分析法又は誘導結合プラズマ質量分析法
リン		誘導結合プラズマ発光分析法又はバナドモリブデン酸吸光光度法
ヨウ素	アルカリ抽出法又はアルカリ灰化法（魚類、≧20μg/100 g）	誘導結合プラズマ質量分析法
セレン	マイクロ波による酸分解法	
クロム		
モリブデン		

(e)　**有機酸**　2015 年版では、有機酸のうち酢酸についてのみ、エネルギー産生成分として位置づけていたが、2020 年版では、既知の有機酸をエネルギー産生成分とし、酢酸、乳酸、クエン酸およびリンゴ酸についてエネルギー換算係数を採用した。

(f)　**灰分**　灰分は、灰化して得られる残分であり、食品中の無機質の総量と考えられている。

(2)　無機質　収載した無機質の成分は、日本人の食事摂取基準（2020 年版）と同じ項目となっている。無機質の測定法を表 5-10 に示す。

(3)　ビタミン　ビタミンは、脂溶性ビタミンと水溶性ビタミンに分けて収載されている。

(a)　**ビタミンA**　ビタミン A の成分項目である β-カロテン当量ならびにレチノール活性当量は下記のように算出されている。

$$β{-}カロテン当量(μg) = β{-}カロテン(μg) + 1/2α{-}カロテン(μg) + 1/2β{-}クリプトキサンチン(μg)$$
$$レチノール活性当量(μg\,RAE) = レチノール(μg) + 1/12β{-}カロテン当量(μg)$$

(b)　**ナイアシン当量**　ナイアシン活性を有する化合物にトリプトファンがあるため、日本人の食事摂取基準（2020 年版）では、ナイアシンの値は、ナイアシン当量としていることから、2020 年版では、新たにナイアシン当量を収載し、日本人の食事摂取基準と比較する栄養計算への利便性を高めている。

ナイアシン当量は下記のように算出されている。

$$ナイアシン当量(mgNE) = ナイアシン(mg) + 1/60トリプトファン^*(mg)$$
$$*トリプトファンから生合成されるナイアシン量$$

トリプトファン量が未知の場合は、ナイアシン当量の算出は、たんぱく質の 1 ％をトリプトファ

ンにみなす下記式で算出する。

ナイアシン当量(mgNE) ＝ ナイアシン(mg) ＋ たんぱく質量(g) ×1000(mg/g) ×1/100×1/60

⑷　**食塩相当量**　　食塩相当量[4]は、ナトリウム量に 2.54 を乗じて算出した値を示した。

⑸　**アルコール**　　アルコールは、エネルギー産生成分と位置づけている。嗜好飲料および調味料に含まれるエチルアルコールの量を収載した。

6）食品の調理条件

調理に用いた水はイオン交換水で、用いた加熱調理は、水煮・ゆで・炊き・蒸し・電子レンジ調理・焼き・油炒め・ソテー・素揚げ・てんぷら・フライ・グラッセ等である。

調理に用いる器具はガラス製等とし、調理器具から食品への無機質の影響がないよう配慮した。

食品成分表作成の際の「ゆで」は、下処理として行い、ゆで汁は廃棄する。「水煮」は、煮汁には調味料を加えず、煮汁は廃棄して食品のみの成分を測定している。「塩漬、ぬか漬」は、すべて水洗いを行った食品。葉や茎野菜はさらに手絞りしている。

7）調理に関する計算式

⑴　**重量変化率**　　調理後の成分値は、調理による成分変化率を求め、調理前の成分に乗じて算出している。

重量変化率(%) ＝ 調理後の同一試料の質量／調理前の試料の質量×100

⑵　**購入量**　　成分表の廃棄率と、調理前の食品の可食部質量から、廃棄部を含めた原材料質量（購入量）を算出している。

廃棄部を含めた原材料質量(g) ＝ 調理前の可食部質量(g) ×100／100 － 廃棄率(%)

引用・参考文献
太田英明・北畠直文・白土英樹編　2018 年『食べ物と健康　食品の科学（改訂第 2 版）』南江堂
喜多野宣子・近藤民恵・水野裕士　2021 年『食べ物と健康Ⅰ（第 2 版）』化学同人
國崎直道・西塔正孝編著　2017 年『食べ物と健康（改定初版）』同文書院
辻英明・海老原清・渡邊浩幸編　2021 年『食べ物と健康　食品と衛生　食品学総論（第 4 版）』講談社サイエン
　　ティフィク
長澤治子編著　2017 年『食品学・食品機能学・食品加工学（第 3 版）』医歯薬出版
文部科学省　2020 年『日本食品標準成分表 2020 年版（八訂）』

---

4 食塩相当量：食塩の式量；58.5／ナトリウムの原子量 23.0 ＝2.54 から算出。食塩に由来するもののほか、原材料に含まれるナトリウム（ナトリウムイオン、グルタミン酸ナトリウム、アスコルビン酸ナトリウムなど）も含まれる。

アクティブラーニング

1章　人間と食品

問1　食料と環境に関する記述である。最も適当なものを1つ選びなさい。

(1) 世界では食料不足から飢餓に苦しむ割合は増加しており、日本の中年男性においても肥満の割合は減少傾向にある。

(2) 日本のカロリーベース総合食料自給率は長年減少してきたが、ここ数年増加傾向にある。

(3) フードバンク活動とは、台風などの自然災害に備えて自治体が食品を備蓄することである。

(4) 内臓脂肪蓄積は血圧や血糖、血清脂質の異常を引き起こすメタボリックシンドロームと密接な関係がある。

(5) 個人個人の行動を見直しても食品ロスは減らすことにつながらない。

2章　食品の機能

問2　二糖類についての記述である。正しいものを1つ選びなさい。

(1) スクロースは、D-グルコースとD-フルクトースが α-1,2 結合した二糖類である。

(2) マルトースは、D-グルコース2分子が α-1,6 結合した二糖類である。

(3) ラクトースは、D-ガラクトースとD-グルコースが α-1,4 結合した二糖類である。

(4) トレハロースは還元糖である。

(5) D-グルコースを還元すると D-ソルビトールが生成する。

問3　多糖類に関する記述である。正しいものを1つ選びなさい。

(1) グルコマンナンは、マンノースが重合した単純多糖である。

(2) イヌリンは、ガラクトースとフルクトースが1:2で結合した複合多糖である。

(3) 高メトキシペクチンは、低糖度ジャムの製造に利用される。

(4) セルロースは、D-グルコースが β-1,4 結合で重合した単純多糖である。

(5) アルギン酸は、アガロースとアガロペクチンが交互に結合した複合多糖である。

問4　アミノ酸とタンパク質に関する記述である。正しいものを1つ選びなさい。

(1) スレオニンは、分岐鎖アミノ酸である。

(2) γ-アミノ酪酸（GABA）は、抑制性の神経伝達物質として働き、リラックスを誘導する。

(3) タンパク質は等電点付近では水との親和性が高くなり、水に溶けやすくなる。

(4) タンパク質の一次構造は、ジスルフィド結合により形成される。

(5) 米、小麦の第一制限アミノ酸はロイシンである。

問5　食品中のタンパク質の変化に関する記述である。正しいものを1つ選びなさい。

(1) ピータンは、アヒルの卵を酸性状態にして凝固させたものである。

(2) 一般的に変性したタンパク質は消化性が下がる。

(3) 牛乳の pH を上げるとカゼインが沈殿して、ヨーグルトができる。

(4) 魚肉練り製品は、すり身に食塩を添加し加熱変性して製造したものである。

(5) ゼラチンは、コラーゲンに糖を結合させた複合タンパク質である。

問6　脂質の栄養に関する記述である。正しいものを1つ選びなさい。

(1) 食後には、貯蔵脂肪の分解が促進される。

(2) 食後には、血液中のカイロミクロンが減少する。

(3) 長鎖脂肪酸は、門脈経由で肝臓に輸送される。

(4) 脂肪酸はミトコンドリアで β 酸化を受けてアセチル CoA に転換され、クエン酸回路に入ってエネルギーを産生する。

(5) 胆汁酸塩とエマルションを形成した後にホルモン感受性リパーゼによって脂肪酸とグリセロールに分解される。

問7　ビタミンの名称と化学名の組み合わせである。正しいものを1つ選びなさい。

(1) ビタミン A――――アスコルビン酸

(2) ビタミン B_1――――リボフラビン

(3) ビタミン C――――レチノール

(4) ビタミン E――――トコフェロール

(5) ビタミン B_2――――チアミン

問8　無機質に関する記述である。正しいものを1つ選びなさい。

(1) 銅イオンは、油脂の酸化を抑制する。

(2) にがりの主成分はカルシウムである。

(3) アルギン酸は、カリウムイオンでゲル化する。

(4) クロムは、インスリンの作用を増強する。

(5) クロロフィルは、ポルフィリン環の中心にマンガンイオンをキレート結合した構造をもつ。

問9　無機質に関する記述である。誤っているものを1つ選びなさい。

(1) セレン欠乏症として、心筋障害を引き起こす克山病が知られている。

(2) 体内のヨウ素の70～80％は甲状腺に分布する。

(3) ビタミン B_{12} は、モリブデン原子を配位した構造をもつ。

(4) 鉄の吸収率は、同時に摂取する食物成分に大きく影響される。

(5) リンは、リン酸塩の形で清涼飲料水やスナック菓子などの食品に含まれている。

問10　食品の水分に関する記述である。正しいものを1つ選びなさい。

(1) 自由水は、結合水に比べて蒸発しにくい。

(2) 純水の水分活性は、0 である。

(3) 水分活性が高いほど、微生物による腐敗が進行しやすい。

(4) 水分活性が0.2の食品では、脂質の酸化も抑制される。

(5) 中間水分食品は、水分活性が0.50～0.65に調節された食品である。

問11　食品の嗜好成分に関する記述である。正しいものを1つ選びなさい。

(1) トウガラシに含まれるカプサンチンは、辛味物質である。

(2) アントシアニンは、エビやカニの殻に含まれる赤色色素である。

(3) グレープフルーツに含まれる特徴的な香気成分は、ヌートカトンである。

(4) オキシミオグロビンは、加熱により灰褐色のニトロソミオクロモーゲンに変化する。

(5) 5′-イノシン酸と5′-グアニル酸を混合すると、うま味の相乗効果が見られる。

問12　食品の物性についての記述である。正しいものを1つ選びなさい。

(1) サスペンションは、分散媒が固体で分散相は液体である。

(2) 非ニュートン流体とは、ずり応力とずり速度が比例しない流体をいう。

(3) ダイラタンシーは、撹拌している時は流動しにくく、静置すると流動しやすくなる現象である。

(4) 応力緩和とは、一定の応力を加えると、時間の経過に伴いひずみが増加してくる現象をいう。

(5) 弾性率が高い食品は変形しやすい。

問13　食品の三次機能により期待される作用に関する記述である。最も適当なものを1つ選びなさい。

(1) 食品のテクスチャーは食品の三次機能に関係している。

(2) アミラーゼやマルターゼなどの酵素の活性阻害により、インスリンの分泌を促進する。

(3) イソフラボンの女性ホルモン様作用により、骨粗鬆症の発生が抑制される。

(4) カルシウムの吸収はホウレン草などに含まれているシュウ酸によって促進される。

(5) アンジオテンシン変換酵素の阻害により、アレルギー症状が緩和する。

問14　栄養機能食品に関する記述である。最も適当なものを1つ選びなさい。

(1) 消費者庁長官への届出が必要である。

(2) 個別の食品の安全性について、国による審査を受ける必要がある。

(3) 栄養機能食品には栄養素の機能が表示されている。

(4) 栄養機能表示が認められている栄養素は、ビタミン13種とミネラル6種の19種だけである。

(5) 生鮮食品は、栄養成分の機能の表示ができない。

3章　食品表示

問15　食品の表示に関する記述である。正しいものを1つ選びなさい。

(1) 賞味期限が2カ月を超える場合は、年月表示ができる。

(2) 栄養強化の目的で使用されたビタミンCは添加物としての表示が免除される。

(3) 原材料名を表示する場合は、50音順に表示する。

(4) 食品の賞味期限・消費期限は、国が設定する。

(5) 栄養成分を表示する場合、熱量、脂質、たんぱく質、炭水化物、食塩相当量の順で表示する。

問16　食品のアレルギー表示に関する記述である。正しいものを1つ選びなさい。

(1) 大豆を原材料とする食品には、表示が義務づけられている。

(2) 表示義務のある特定原材料は8品目である。

(3) 加工助剤にあたる食品添加物の表示は免除される。

(4) 一括表示は認められていない。

(5) ラッカセイを原材料とする食品には、表示が義務づけられている。

問17　食品の表示に関する記述である。正しいものを1つ選びなさい。

(1) コーデックス委員会は、国際連合食糧農業機関（FAO）と世界保健機関（WHO）により設置された。

(2) 食品中のアレルギー物質の表示は、JAS法によって定められている。

(3) キャリーオーバーにあたる食品添加物は、表示が免除されない。

(4) 遺伝子組換え大豆を用いたしょうゆには、「大豆（遺伝子組換え）」の表示義務がある。

(5) 100mLあたりの糖質が2.5g未満である飲料は、「無糖」と表示できる。

4章　食品成分の変化

問18　脂質の酸化に関する記述である。正しいものを1つ選びなさい。

(1) 油脂の酸敗は、窒素ガスの充填によって抑制される。

(2) パーム油のヨウ素価は、イワシ油より高い。

(3) 過酸化物価は、油脂から発生する二酸化炭素量を評価する。

(4) 油脂中の遊離脂肪酸は、カルボニル価によって測定する。

(5) 油脂の粘度は酸化により低下する。

問19　**食品加工に伴うタンパク質の変化に関する記述である。最も適当なものを1つ選びなさい。**

(1)　ミオグロビンに発色剤として亜硫酸塩を使用するとニトロソミオグロビンとなる。

(2)　アヒルの卵を酸性状態にすることでタンパク質をゲル化させたものがピータンである。

(3)　ゼラチンは加熱と冷却によりゾルとゲルを相互に形成することから熱可逆性ゲルという。

(4)　大豆タンパク質を加熱により変性させると凍り豆腐となる。

(5)　食肉は、プロテアーゼの作用で肉質が硬化する。

問20　**糖質の変化に関する記述である。最も適当なものを1つ選びなさい。**

(1)　でんぷんのミセル構造が崩壊することを、でんぷんの老化という。

(2)　もち米でんぷんは、うるち米でんぷんよりも老化しやすい。

(3)　でんぷんの老化は、糖類の添加により抑制される。

(4)　β-アミラーゼは、でんぷんをデキストリンに加水分解する酵素である。

(5)　食品の水分量を30〜60％にすると、でんぷんの老化が抑制される。

問21　**糖質の変化に関する記述である。最も適当なものを1つ選びなさい。**

(1)　デキストリンは、消化されにくい。

(2)　難消化性デキストリンは、水に溶けやすい。

(3)　糊化でんぷんを急速冷凍すると、でんぷんの老化が促進する。

(4)　でんぷんのゲル化は、カルシウムイオンの添加を必要とする。

(5)　イヌリンは、ペクチナーゼにより加水分解される。

問22　**褐変に関する記述である。最も適当なものを1つ選びなさい。**

(1)　モモの切断面の褐変は、主としてアミノ・カルボニル反応により起こる。

(2)　ショ糖のカラメル化は、主としてアミノ・カルボニル反応により起こる。

(3)　酵素的褐変は、温度が高ければ高いほど速く進行する。

(4)　緑茶は、ポリフェノールオキシダーゼの作用により製造される。

(5)　亜硫酸塩は、アミノ・カルボニル反応を抑制する。

問23　**褐変に関する記述である。最も適当なものを1つ選びなさい。**

(1)　糖アルコールは、アミノ・カルボニル反応を起こしやすい。

(2)　ストレッカー分解により、不快臭が生じる。

(3)　リジンは、他のアミノ酸よりもアミノ・カルボニル反応が進行しにくい。

(4)　pHが高いほど、アミノ・カルボニル反応は速く進行する。

(5)　ブランチングにより、アミノ・カルボニル反応は抑制される。

5章　食品成分表

問24　**日本食品標準成分表2020年版（八訂）に関する記述である。正しいものを1つ選びなさい。**

(1)　食品成分表の「ゆで」は、下処理として行い、ゆで汁は廃棄する。

(2)　食品は19食品群に分けられ収載されている。

(3)　すべての食品において窒素-タンパク質換算係数は6.25を用いる。

(4)　各成分値は、食品の廃棄部分も含めて100gあたりの数値で示されている。

(5)　食塩相当量は、ナトリウム量に3.5を乗じて求められる。

問25　**日本食品標準成分表2020年版（八訂）に関する記述である。正しいものを1つ選びなさい。**

(1)　食品番号は、7桁で表している。

(2)　ビタミンAの収載成分項目に、β-カロテン当量の記載はない。

(3) 炭水化物の成分値を差し引き法で算出する際は、灰分の成分値も用いる。

(4) 無機質の項目にヨウ素は収載されていない。

(5) 調理条件の「水煮」は、調味料を加えた煮汁ごと測定している。

問26　日本食品標準成分表 2020 年版（八訂）に関する記述である。正しいものを 1 つ選びなさい。

(1) 一般成分とは、水分、たんぱく質、脂質、炭水化物、有機酸、無機質である。

(2) 食品群別の収載食品数は、肉類が最も多い。

(3) 「—」は、未測定のものを示す。

(4) アルコールのエネルギー換算係数は、酢酸よりも小さい。

(5) 食品成分表は、公表初年より、5 年ごとに改訂されている。

● 解答・解説 （○は正しい選択肢）

問1解答 ⑷
- ⑴ 肥満人口は増加している。
- ⑵ 年々減少傾向で、2020年現在で37%程度と減少している。
- ⑶ フードバンク活動とは、安全に食べられるが販売することのできない食品を企業や店舗から寄贈してもらい、必要としている団体や施設に届けるといった活動である。
- ⑷ ○
- ⑸ 減らすことができる。

問2解答 ⑸
- ⑴ スクロースは、D-グルコースとD-フルクトースが、α, β-1, 2結合している。
- ⑵ マルトースは、D-グルコース2分子がα-1, 4結合している。
- ⑶ ラクトースは、D-ガラクトースとD-グルコースがβ-1, 4結合している。
- ⑷ トレハロースはグルコース2個がα, α-1, 1結合した非還元糖である。
- ⑸ ○

問3解答 ⑷
- ⑴ グルコマンナンは、D-グルコースとD-マンノースが1：1.6で結合した複合多糖である。
- ⑵ イヌリンは、D-フルクトースの単純多糖である。
- ⑶ 高メトキシペクチンは、ゲル化に酸とショ糖60%以上を必要とし、低糖度ジャムにはならない。
- ⑷ ○
- ⑸ アルギン酸は、D-マンヌロン酸とL-グルロン酸が結合した複合多糖である。

問4解答 ⑵
- ⑴ 分岐鎖アミノ酸は、バリン、ロイシン、イソロイシンである。
- ⑵ ○
- ⑶ 親和性が下がり、水に溶けにくくなる。
- ⑷ タンパク質の一次構造は、アミノ酸配列の順序である。
- ⑸ 米、小麦の第一制限アミノ酸はリジンである。

問5解答 ⑷
- ⑴ ピータンは、アルカリによる卵タンパク質の凝固を利用している。
- ⑵ 変性したタンパク質の方が消化性は高まる。
- ⑶ pH4.6程度に下げるとヨーグルトができる。
- ⑷ ○
- ⑸ ゼラチンは、コラーゲンを長時間加熱した際に生成される誘導タンパク質である。

問6解答 ⑷
- ⑴ 食後には、貯蔵脂肪の合成が促進される。
- ⑵ 食後には、血液中のカイロミクロンが増加する。
- ⑶ 中鎖脂肪酸は、門脈経由で肝臓に輸送される。
- ⑷ ○
- ⑸ 膵液から分泌される膵液リパーゼによって分解される。ホルモン感受性リパーゼは脂肪細胞に発現し、トリグリセリドを加水分解して脂肪酸とグリセロールを産生する。活性自身は、アドレナリンにより促進され、インスリンにより抑制される。

問7解答 ⑷
- ⑴ ビタミンAは、レチノール、レチナール、レチノイン酸の総称である。
- ⑵ ビタミンB_1は、チアミンである。

(3) ビタミンCは、L-アスコルビン酸である。

(4) ○

(5) ビタミンB$_2$は、リボフラビンである。

問8解答 (4)

(1) 銅などの金属イオンは、油脂の酸化を促進する。

(2) にがりの主成分は、塩化マグネシウムである。

(3) アルギン酸は、ナトリウム塩にして水溶液とし、カルシウムイオンを接触させるとゲル化する。

(4) ○

(5) クロロフィルは、ポルフィリン環の中心にマグネシウムイオンをキレート結合した構造をもつ。

問9解答 (3)

(1) ○

(2) ○

(3) ビタミンB$_{12}$は、コリン環にコバルト原子を配位した構造をもつ。

(4) ○

(5) ○

問10解答 (3)

(1) 自由水は成分によって束縛されないので、蒸発しやすく、凍結しやすい。

(2) 純水はすべて自由水なので、水分活性は1.00となる。食品は必ず水以外の成分を含むので結合水が生じる。よって、食品の水分活性は必ず1.00未満となる。

(3) ○ 水分活性が高いほど、微生物が利用可能な自由水が多いので、微生物による腐敗が進行しやすくなる。

(4) 脂質酸化は、水分活性が0.3以下の極めて低い状態では脂質が酸素と直接触れやすくなるため、進行しやすくなる。

(5) 水分活性が0.65〜0.85に調節され、水分含量が20〜40％程度の食品をいう。適度な水分を含むので水戻しせずにそのまま食べることができ、かつ微生物の生育が抑制され保存性が高いので室温で貯蔵可能である。

問11解答 (3)

(1) カプサンチンは、赤色色素である。トウガラシの辛味成分は、カプサイシンである。

(2) エビやカニの色素はアスタキサンチンである。アントシアニンは野菜や果実に含まれる赤〜青色の色素である。

(3) ○

(4) オキシミオグロビンを加熱すると、メトミオクロモーゲンとなる。ミオグロビンに発色剤を添加したのち加熱した場合には、桃赤色のニトロソミオクロモーゲンとなる。

(5) うま味の相乗効果は、アミノ酸系のうま味成分であるL-グルタミン酸ナトリウムを核酸系のうま味成分である5′-イノシン酸または5′-グアニル酸と組み合わせた時に観察される。

問12解答 (2)

(1) サスペンションは、分散媒が液体で分散相は固体である。

(2) ○ ずり応力とずり速度が比例する流体をニュートン流体、比例しない流体を非ニュートン流体という。

(3) ダイラタンシーは、ゆっくり動かすと流動性を示すが、急激な力を与えると抵抗が一気に増大する現象である。

(4) 応力緩和は、食品に一定のひずみを与えた際に、食品内に生じる応力の緩和現象である。一定の応力を加えると、時間の経過に伴いひずみが増加する現象は、クリープという。

(5) 弾性率が高いほど変形しにくく、変形には大きな力が必要となることを意味する。

問13解答 (3)

(1) 二次機能として関係している。

(2) これらの酵素を阻害することにより糖の分解や吸収を遅らせる働きをするが、そのことによってインスリンの分泌が増えることはない。

(3) ○ 女性ホルモン様作用により更年期障害をやわらげ、骨粗鬆症の改善や予防ができる。

(4) 抑制される。

(5) アンジオテンシン変換酵素の阻害により降圧効果をもたらす。

問14解答 ⑶

(1) 栄養機能食品は、規格基準に合っていれば届出は必要ない。

(2) 国による審査を受ける必要はない。審査が必要なのは、特定保健用食品である。

(3) ○　栄養成分の機能について表示ができる。

(4) n–3 系脂肪酸も含まれている。

(5) 生鮮食品は、栄養成分の機能の表示が可能である。

問15解答 ⑵

(1) 賞味期限が 3 カ月を超える場合は、年月表示ができる。

(2) ○　栄養強化の目的で使用されたビタミン C は添加物としての表示が免除される。

(3) 原材料名を表示する場合は、重量の割合が高い順に表示する。

(4) 食品の賞味期限・消費期限は、製造業者、加工包装業者、輸入業者、販売業者が設定する。

(5) 栄養成分を表示する場合、熱量、たんぱく質、脂質、炭水化物、食塩相当量の順で表示する。

問16解答 ⑸

(1) 大豆を原材料とする食品には、表示が推奨されている。

(2) 表示義務のある特定原材料は 7 品目である。

(3) 加工助剤にあたる食品添加物の表示は免除されない。

(4) 例外的に一括表示は認められている。

(5) ○　ラッカセイを原材料とする食品には、表示が義務づけられている。

問17解答 ⑴

(1) ○　コーデックス委員会は、国際連合食糧農業機関（FAO）と世界保健機関（WHO）により設置された。

(2) 食品中のアレルギー物質の表示は、食品表示法によって定められている。

(3) キャリーオーバーにあたる食品添加物は、表示が免除される。

(4) 遺伝子組換え大豆を用いたしょうゆには、「大豆（遺伝子組換え）」の表示義務はない。

(5) 100 mL あたりの糖質が 0.5g 未満である飲料は、「無糖」と表示できる。

問18解答 ⑴

(1) ○　不活性ガスによって脂質の酸敗は抑制される。

(2) イワシ油は、パーム油より高度不飽和脂肪酸が多いため、ヨウ素価が高い。

(3) 過酸化物価は、油脂の酸化により発生するヒドロペルオキシドを測定し、油脂の初期の酸化の状態を評価する。

(4) 油脂中の遊離脂肪酸は、酸価によって測定する。

(5) 油脂の酸化に伴い、重合反応が進み粘度が増す。

問19解答 ⑶

(1) ミオグロビンに発色剤として亜硝酸塩を使用するとニトロソミオグロビンとなる。

(2) アヒルの卵をアルカリ性状態にすることでタンパク質をゲル化させたものがピータンである。

(3) ○

(4) 大豆タンパク質を凍結により変性させると凍り豆腐となる。

(5) 食肉は、プロテアーゼの作用で肉質が軟化する。

問20解答 ⑶

(1) でんぷんのミセル構造が崩壊することを、でんぷんの糊化という。

(2) もち米でんぷんは、うるち米でんぷんよりもアミロペクチン比率が高く、老化しにくい。

(3) ○　でんぷんの老化は、糖類の添加により抑制される。

(4) β-アミラーゼは、でんぷんをマルトースに加水分解する酵素である。

(5) 食品の水分量を 30〜60 ％にすると、でんぷんの老化が促進される。

問21解答 ⑵

(1) デキストリンは、消化されやすい。

(2) ○ 難消化性デキストリンは、水に溶けやすい。

(3) 糊化でんぷんを急速冷凍すると、でんぷんの老化が抑制される。

(4) でんぷんのゲル化は、カルシウムイオンの添加を必要としない。低メトキシルペクチンやアルギン酸のゲル化は、カルシウムイオンの添加を必要とする。

(5) イヌリンは、イヌリナーゼにより加水分解される。

問22 解答 (5)

(1) モモの切断面の褐変は、主として酵素的褐変により起こる。

(2) ショ糖のカラメル化は、主としてカラメル化反応により起こる。

(3) アミノ・カルボニル反応などの非酵素的褐変は、温度が高ければ高いほど速く進行する。一方、酵素は高い温度で失活するため、酵素的褐変は温度が高すぎると進行しない。

(4) 紅茶やウーロン茶は、ポリフェノールオキシダーゼの作用により製造される。一方、緑茶は、ポリフェノールオキシダーゼを失活させてから製造される。

(5) ○ 亜硫酸塩は、アミノ・カルボニル反応を抑制する。

問23 解答 (4)

(1) 糖アルコールは非還元糖であり、アミノ・カルボニル反応を起こしにくい。

(2) ストレッカー分解により、ピラジン類などの香ばしい芳香の加熱香気が生じる。

(3) リジンは、側鎖にもアミノ基を有するため、他のアミノ酸よりもアミノ・カルボニル反応が進行しやすい。

(4) ○ pH が高いほど、アミノ・カルボニル反応は速く進行する。

(5) ブランチングにより、酵素的褐変は抑制される。

問24 解答 (1)

(1) ○ 食品成分表の「ゆで」は、下処理として行い、ゆで汁は廃棄する。

(2) 食品は 18 食品群に分けられ収載されている。

(3) 窒素-たんぱく質換算係数はすべて 6.25 を用いるわけではない（食品によって、別に値が定められているものもある）。

(4) 各成分値は、可食部 100 g あたりの数値で示されている。

(5) 食塩相当量は、ナトリウム量に 2.54 を乗じて求められる。

問25 解答 (3)

(1) 食品番号は、5 桁で表している。

(2) ビタミン A の収載成分項目に、β-カロテン当量の記載はある。

(3) ○ 炭水化物の成分値を差し引き法で算出する際は、灰分の成分値も用いる。

(4) 無機質の項目にヨウ素は収載されている。

(5) 調理条件の「水煮」は、煮汁に調味料は加えず、煮汁は廃棄して食品のみの成分を測定している。

問26 解答 (3)

(1) 一般成分とは、水分、たんぱく質、脂質、炭水化物、有機酸、灰分である。

(2) 食品群別の収載食品数は、魚介類が最も多い。

(3) ○ 「―」は、未測定のものを示す。

(4) アルコールのエネルギー換算係数（7 kcal/g）は、酢酸（3.5 kcal/g）よりも大きい。

(5) 食品成分表は、2000 年（五訂日本食品標準成分表）より、5 年ごとに改訂されている。

索　引

編著者紹介

高岡　素子（たかおか　もとこ）

神戸女学院大学人間科学部環境・バイオサイエンス学科　教授

1993 年　神戸大学大学院自然科学研究科　修了（学術博士）

著書（共著）

『管理栄養士・栄養士のための　食べ物と健康［食品学総論］』

『管理栄養士・栄養士のための　食べ物と健康［食品学各論］』

『新版 食べ物と健康［食品学総論］』

『新版 食べ物と健康［食品学各論］』

『食べ物と健康 II［食品学各論］』　　（いずれも八千代出版）

食べ物と健康 I［食品学総論］

2022 年 4 月 6 日　第 1 版 1 刷発行

編著者—高岡　素子
発行者—森口恵美子
印刷所—美研プリンティング（株）
製本所—(株) グリーン
発行所—八千代出版株式会社

〒101
-0061　東京都千代田区神田三崎町 2-2-13

TEL　03-3262-0420
FAX　03-3237-0723
振替　00190-4-168060

＊定価はカバーに表示してあります。
＊落丁・乱丁本はお取替えいたします。

ISBN978-4-8429-1825-9　　　　　© 2022 M. Takaoka et al.